MAIGRIR SANS LUTTER

Du même auteur

Le Livre antitoxique. Alimentation, cosmétiques, maison, Fayard, 2013.

60 ordonnances alimentaires, Masson, 2011.

Je maigris sain, je mange bien. Le régime du chasseur-cueilleur du XXIe siècle, Fayard, 2011 ; rééd. LGF, 2012.

Mes ordonnances alimentaires. Comment vous soigner par une bonne alimentation, Les Liens qui libèrent, 2010 ; rééd. LGF, 2011.

51 ordonnances alimentaires, Masson, 2009.

Les 100 meilleurs aliments pour votre santé et la planète, Fayard, 2009 ; rééd. LGF, 2010.

Impostures et vérités sur les aliments, Fayard, 2007 ; rééd. LGF, 2009.

Vive les plantes. Poids et forme, insomnies, cholestérol, stress, Fayard, 2006 ; rééd. J'ai lu, 2007.

L'alimentation des petits loups de 3 à 14 ans, J'ai lu, 2006.

Votre assiette Santé, J'ai lu, 2005.

Soigner l'arthrose, par les plantes, la nutrition, l'activité physique, les médicaments, Fayard, 2004.

Nutrition : principes et conseils, Masson, 2003, 2005, 2009 (3e éd.).

Que votre alimentation soit votre première médecine, Fayard, 2001.

Docteur Laurent Chevallier

MAIGRIR SANS LUTTER

Fayard

Couverture : Atelier Didier Thimonier
Illustrations (p. 22 et 34) : Édouard Feyel

ISBN : 978-2-213-68160-3

Sommaire

Introduction

On estime à 1,46 milliard le nombre de personnes en surcharge pondérale ou obèses. Le phénomène est devenu planétaire et ne touche plus seulement les pays occidentaux, dont les États-Unis au premier chef : un Français sur trois est en surpoids ou obèse, et 58 % des Européens le sont. Entre 1980 et 2008, au niveau mondial, le nombre de personnes ayant un indice de masse corporelle supérieur à 25 (la norme) est passé de 23 % à 34 %.

Indice de masse corporelle (poids : kg / taille : m²)	Statut pondéral
inférieur à 18,5	maigreur
18,5 à 24,9	normalité
25 à 29,9	surpoids
supérieur à 30 et inférieur à 40	obésité
supérieur à 40	obésité morbide

Ce problème dépasse de loin l'esthétique : 2,8 millions de personnes meurent directement de ce phénomène chaque année. « Nous allons assister globalement à une très forte hausse du nombre de personnes souffrant de certains types de cancer, de diabète, d'accidents vasculaires cérébraux ou de crise cardiaque, faisant peser un fardeau énorme sur les systèmes de santé publique[1] », constate Steve Wiggins. Toutes ces maladies sont associées à une transformation des modes de vie et plus particulièrement à une certaine forme d'alimentation industrielle malsaine. Face à cette situation, les actions publiques concernant l'alimentation inadaptée sont bien trop timorées[2]. C'est à vous d'agir !

La clé de la santé est de modifier votre assiette sans vous affamer, mais en la restructurant. Se prendre en charge individuellement ne signifie pas viser une perte de poids à l'aide de méthodes miracle, de régimes déséquilibrés, restrictifs ou frustrants, mais bien rechercher à contrôler son poids par une alimentation en adéquation avec votre physiologie. Pour vous aider à agir sur les multiples facteurs caloriques et non caloriques à l'origine du surpoids, cet ouvrage applicable à tous s'appuie non seulement sur des arguments scientifiques, mais sur un savoir-faire. Il développe une approche originale qui s'apparente à un **sevrage**, non pas dans la difficulté, mais au contraire sans traumatisme, et qui permet ainsi au corps de **trouver les bons équilibres et le plaisir du goût**.

Du vrai goût des aliments qui a été, et est encore, trop souvent altéré par le formatage des saveurs causé par l'adjonction inconsidérée de sel, de sucres, d'additifs et d'arômes de synthèse en tous genres, et ce, bien souvent à votre insu.

Du vrai plaisir de l'alimentation, car réussir à maîtriser son poids passe essentiellement par la composante culinaire. C'est pourquoi nous vous proposons des recettes simples à réaliser et peu onéreuses à la fin de l'ouvrage.

1

Pourquoi je grossis

Ne soyez plus complice de votre surpoids

LE LIBRE ACCÈS À LA NOURRITURE

Aux temps préhistoriques, avant la révolution néolithique, plus précisément au mésolithique (10 000 à 8 000 ans avant J.-C.), l'homme était chasseur-cueilleur : il devait rechercher activement sa nourriture. Nos lointains ancêtres avaient besoin de beaucoup de nourriture, le carburant de l'organisme, car ils se dépensaient de façon intense : course pour atteindre sa proie, cueillette régulière[1], transport des denrées, préparation des aliments, mais aussi lutte contre le froid et les différents aléas climatiques… Tout cela nécessitait de forts besoins caloriques (bien plus de 3 000 kcal, contre actuellement 1 800 environ pour une femme et 2400 pour un homme, à moduler en fonction du degré d'activité physique). Progressivement, mais de façon particulièrement accélérée au XXIe siècle, arrive l'impensable dans l'histoire de l'homme : le libre accès à la nourriture ! Tout dans nos sociétés est désormais à portée de main, et plus particulièrement les substances dont l'homme raffole *a priori*, car elles sont indispensables à la vie : le sel et le sucre. Indispensables, certes, mais en très petite quantité, d'autant que nous sommes devenus sédentaires. Sinon, l'homme svelte musclé, actif sur le plan physique, a tendance à faire place à une personne en surpoids souffrant de nombreuses pathologies chroniques ou de troubles évoluant à bas bruit.

Le régime alimentaire de type occidental se caractérise de façon absurde par des apports excessifs en sucre, en gras et en sel, ce qu'on appelle « malbouffe[2] ». À titre d'exemple, les Américains ont pris plus de 12 kilos en moyenne depuis les années 1960, ce qui est considérable. En France comme dans tous les pays occidentaux la situation est inquiétante[3] : un Français sur deux souffre de maladies liées pour partie à cette alimentation déséquilibrée, selon les chiffres de la Caisse primaire d'assurance-maladie.

Le cas français

L'augmentation relative de la prévalence de l'obésité entre 1997 et 2012 est plus importante chez la femme que chez l'homme en France. Le tour de taille passe de 85,2 cm en 1997 à 90,5 cm en 2012, soit + 5,3 cm au total en 15 ans, et ce, quels que soient le sexe et le seuil choisis.

En 2012, 32,3 % des Français adultes de 18 ans et plus sont en surpoids ($25 \leq IMC < 30\ kg/m^2$) et 15 % présentent une obésité ($IMC \geq 30\ kg/m^2$).

Évolution de l'obésité en France 1997-2012
(IMC ≥ 30 kg/m² en pourcentage de la population)

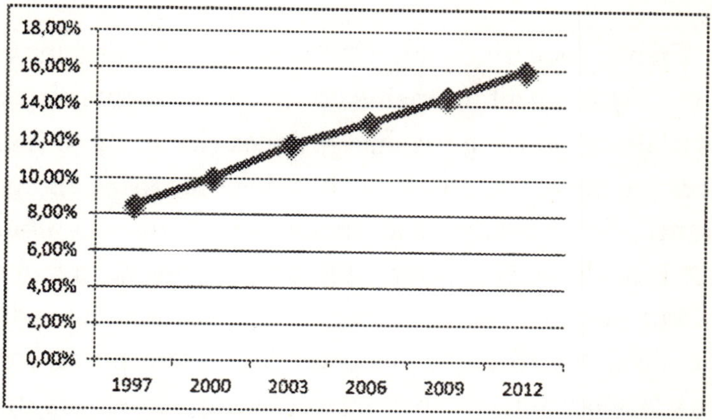

Source : ObEpi-Roche 2012 : enquête nationale sur l'obésité et le surpoids.

La malbouffe tue. Elle est même devenue la « deuxième cause des décès évitables aux États-Unis[4] », provoquant des centaines de milliers de morts par an, derrière le tabac, mais devant l'alcool et les accidents de la route. Nombreux sont ceux qui ont du mal à mesurer le terrible impact de cette malbouffe, car ses effets ne sont pas immédiats, mais apparaissent sur le moyen et le long terme – même si les troubles de la digestion (constipation, flatulences, difficultés à digérer…), la fatigue, la dépression plus ou moins larvée, se signalent rapidement. Finalement, on paie fort cher ce fameux « modèle occidental », censé « faciliter la vie », mais en réalité totalement inadapté à l'homme.

POURQUOI EST-CE SI FACILE DE MANGER DÉSÉQUILIBRÉ ?

En présence d'une nourriture abondante, l'homme est très fréquemment **incapable de se réguler spontanément et d'ajuster ses apports énergétiques (les calories fournies par la nourriture) à ses besoins (dépenses énergétiques)**. Vous avez pu vous rendre compte que **la volonté est loin de suffire pour endiguer l'envie de manger**. Mieux connaître les mécanismes qui sous-tendent la difficulté à contrôler de façon efficace votre poids vous aidera à agir sans tomber dans ces sempiternels régimes restrictifs impossibles à tenir sur le long terme.

Premier constat : l'homme est physiologiquement un animal gourmand. Il est incapable de gérer les excès. En cas de faible apport alimentaire, comme c'est plutôt le cas à l'échelle de son histoire, notamment avec les périodes de disettes et de famines, un mécanisme biologique lui permet de compenser en majorant spontanément l'absorption des différents nutriments et micronutriments[5] par les intestins : il se met en mode « épargne » d'énergie. Or, l'environnement de l'homme s'est profondément modifié, et le libre accès à une nourriture prête à manger aux XXe et XXIe siècles est une situation totalement inédite. De ce point de vue, le dogme véhiculé par des industriels de l'agrobusiness selon lequel le consommateur a le choix souverain de sa nourriture est erroné et parfaitement hypocrite. Il est **donc** indispensable de créer votre propre environnement alimentaire favorable.

Deuxième constat : la nourriture industrielle cherche à **flatter** vos sens, d'où l'omniprésence de gras, de sucré, de salé et de la chimie, des arômes et des textures « agréables ». Tout est mis en œuvre pour déclencher l'acte d'achat et pour que celui-ci soit le plus répétitif possible, qu'il s'apparente, idéalement, à une **dépendance** dont on ne peut sortir. Les succédanés du sucre aujourd'hui, demain des arômes de sel, n'ont jamais fait maigrir durablement. Mais il y a plus grave : ils constituent des leurres pour le cerveau qui accélèrent la dérégulation des prises alimentaires. Parmi ces produits, insistons tout d'abord sur les édulcorants, qui pourraient favoriser l'apparition du diabète en augmentant l'absorption intestinale des sucres présents dans le bol alimentaire[6] ainsi que de bien d'autres troubles. Prenons aussi l'exemple du jambon blanc vendu sous vide, qui a un réel succès. Il est issu d'un mélange de différents porcs, d'un amalgame de viandes cuites et ensuite pressées pour leur donner la forme du jambon, avec des additifs en tous genres dont des polyphosphates pour les jambons standard, des nitrites, et des ajouts de sel et de sucre ; l'ensemble finit par être très éloigné du produit d'origine… à tel point que l'on ajoute des arômes de synthèse (de jambon) ! Pourtant, la publicité, en présentant par exemple un torchon à carreaux à l'ancienne sur l'emballage, en vantant une pseudo-nature, est là pour vous faire croire le contraire.

Troisième constat : il est fort difficile de résister, au niveau subconscient, à la séduction des campagnes de publicité, au packaging de plus en plus sophistiqué qui n'ont d'autre but que de rendre les produits ultra-attractifs et de vous les faire acheter. De plus, le marketing brouille les messages en faisant passer des arguments publicitaires pour des vérités scientifiques, parfois aidé de scientifiques, voire de médecins, qui s'en font les relais. Votre jugement est influencé par la perception d'un certain nombre de stimuli visuels et auditifs qui orientent la consommation. Les industriels le savent parfaitement, c'est pourquoi ils ont développé un réel savoir-faire dans le neuromarketing[7].

Rien n'est laissé au hasard, et toutes les cibles sont visées[8]. Revenons par exemple aux boissons édulcorées. Des études dignes de foi alertent sur les risques accrus d'accouchements prématurés liés à la consommation d'une boisson gazeuse light par jour. Malgré les mises en garde de l'Agence nationale de sécurité sanitaire française (Anses) en juin 2012[9], aucune mesure n'a été mise en œuvre. Pire, l'Agence européenne de sécurité des aliments (EFSA), en décembre 2013, a écarté d'un revers de la main les études dérangeantes ; le doute semble devoir plus profiter aux firmes industrielles qu'aux citoyens européens[10]… L'objectif des industriels est peut-être que les femmes enceintes continuent à consommer ces produits. Pourquoi ? Tout simplement parce qu'elles aromatisent leur liquide amniotique, transformant potentiellement le futur enfant, accoutumé au goût avant sa naissance, en un futur client ! Est-ce acceptable ? Si les boissons industrielles comme les sodas, les jus divers au goût sucré ou édulcoré, sont consommées dès le jeune âge, le risque d'obésité est renforcé. En effet, ce type de boissons sucrées ou light provoque une confusion entre le boire et le manger et favorise, d'après notre expérience, un comportement d'insatiabilité. On ne peut que constater que la stratégie mise en place par les grands groupes industriels concernant les boissons rafraîchissantes sans alcool (BRS) a été particulièrement efficace, puisque un Américain boit en moyenne aujourd'hui 178 litres de sodas sucrés, alors qu'il n'en prenait que 85 en 1970.

Tout dans la société occidentale est organisé pour vous transformer en hyperconsommateur. **Difficile de rester parfaitement stable dans cet univers présenté comme celui du bien-être**. Le processus qui se met en place pour vous faire acheter et consommer toujours plus peut au départ procurer un plaisir artificiel et soulager une sorte de malaise intérieur, mais ne fait bien souvent que créer de l'insatisfaction. Cela a un nom : **l'addiction**[11]. Il est néanmoins possible d'agir.

LA CHIMIE À VOTRE INSU

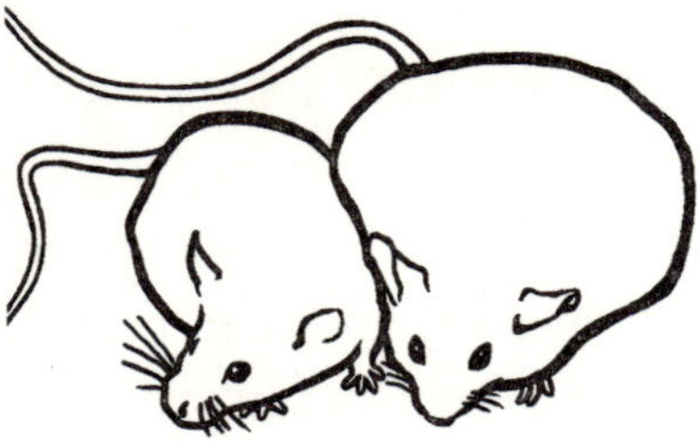

Regardez bien ce dessin : une souris a un aspect normal, l'autre est obèse. Pourtant, elles sont toutes les deux issues de la même lignée. Seulement, celle qui est obèse a été exposée à des substances chimiques appelées perturbateurs endocriniens à son jeune âge. Si surprenant que cela puisse paraître, des facteurs non caloriques peuvent favoriser le surpoids. Les perturbateurs endocriniens sont des molécules présentes dans votre environnement quotidien (aliments, produits cosmétiques, air intérieur…) qui modifient les équilibres hormonaux et entraînent, entre autres, des troubles de la régulation du poids[12]. Ces molécules agissent en mimant ou en bloquant l'action des hormones au niveau des cellules de l'organisme. Elles interfèrent avec le métabolisme des hormones (synthèse, élimination, transport) en se comportant comme des leurres. Finalement, elles perturbent leurs actions avec des effets, soit agonistes, qui renforcent l'action de certaines hormones, par exemple les œstrogènes, ce qui participe à favoriser l'apparition des cancers du sein ; soit antagonistes, qui déséquilibrent l'équilibre hormonal.

Sur des dizaines de milliers de molécules chimiques de synthèse mises sur le marché et commercialisées depuis quelques décennies, quelques milliers sont des perturbateurs endocriniens. Or, ce n'est pas la dose qui fait le poison, mais le degré et le moment de l'exposition. Vous êtes plus vulnérable au moment du développement des organes (enfance, période embryonnaire) et en cas de maladie ou de prise de médicaments – les interférences entre ceux-ci et les perturbateurs endocriniens sont particulièrement mal étudiées. Il en est de même des effets cumulatifs de ces molécules et de leurs associations. Bref, la situation est suffisamment préoccupante pour que vous mettiez tout en œuvre afin de limiter votre exposition à ces substances[13]. Il se peut néanmoins que, à votre insu, vous ayez été exposé à différents composés chimiques, notamment lors de la période fœtale. Cela peut avoir des conséquences du point de vue des maladies non transmissibles[14] et expliquer en partie pourquoi certaines personnes prennent plus facilement du poids ou résistent plus que d'autres aux tentatives d'en perdre. Mais cela ne saurait servir d'alibi à un comportement alimentaire inadapté.

> Il est de plus en plus admis que les facteurs dits environnementaux, comme l'exposition aux perturbateurs endocriniens, ont une influence non négligeable, négative, sur la santé et le bien-être des individus.

LE STRESS SOCIAL

Le stress fait partie des déterminants majeurs intervenant dans la prise de poids. La sensibilité au stress est très variable d'une personne à l'autre, mais la complexité de la vie moderne et le déluge d'informations anxiogènes auquel nous sommes soumis peuvent le majorer et entraîner un brouillage des perceptions chez chacun. La capacité à résister au stress est donc un élément clé que vous devez apprendre à maîtriser. Une simple modification des rapports sociaux, professionnels, familiaux peut entraîner une augmentation des hormones du stress mesurable dans le sang. Dans ces situations, il n'est pas rare d'observer une majoration compensatrice des apports alimentaires. Vous mangerez plus, notamment entre les repas, avec une attirance spontanée à inclure des aliments hautement caloriques[15], et vous pourrez développer une sorte de frénésie alimentaire avec des pulsions difficiles à contrôler.

Quel mécanisme entre en jeu ? Il est en partie connu : le stress induit la libération d'adrénaline et de cortisol (cortisone naturellement produite par l'organisme). La première mobilise de l'« énergie » avec un effet immédiat, alors que le second agit à plus long terme, en provoquant une hausse du sucre dans le sang. Mais, si la réponse à un « état d'urgence » se prolonge, ces deux hormones sécrétées par les deux petites glandes situées au-dessous des reins – les surrénales – finissent par s'épuiser. Dès lors, il devient de plus en plus difficile de gérer son stress au quotidien, et la fatigue chronique s'installe. Tous les circuits hormonaux de l'organisme étant intriqués, des effets délétères peuvent aussi apparaître sur la sécrétion de multiples hormones dont celles de la thyroïde, les hormones sexuelles… Et l'ensemble de ces dysfonctionnements agit ensuite sur le comportement alimentaire, pouvant provoquer des accès boulimiques, un stockage excessif des graisses, notamment au niveau abdominal, et augmente les risques d'un important surpoids.

Tout dépend, bien entendu, de la durée et de l'intensité du stress, car c'est bien la chronicisation et le sur-stress qui provoquent les effets les plus négatifs. Le stress chronique, particulièrement prégnant de nos jours, est dans bien des cas dû à des causes professionnelles. Si le fait d'avoir un travail protège de l'isolement social, l'insuffisante reconnaissance du travail effectué, la sensation d'être exploité, la peur de l'avenir, etc., sont autant de facteurs qui concourent à une augmentation du stress. Le résultat en est l'apparition d'une multitude de symptômes : outre la fatigue, le manque de sommeil (difficultés d'endormissement, réveils nocturnes), des troubles digestifs, des douleurs du dos et plus généralement des douleurs musculaires. En général, le stress modifie les circuits du plaisir en les minorant. Dans ces cas-là, on se tourne parfois vers certaines substances comme le sucré, le gras, mais aussi, pour certains, l'alcool, le tabac, avec la nicotine, et d'autres drogues capables d'activer transitoirement les circuits du plaisir et de réduire – de façon illusoire – le stress ; signalons au passage que le cannabis, recherché par certains pour ses effets apaisants, a tendance à faire grossir.

Si la réduction du stress doit être un impératif pour quiconque veut mieux maîtriser son poids, encore faut-il rechercher les bonnes solutions, et commencer par se dégager des très mauvaises habitudes que nous venons d'évoquer. On peut toujours réduire le stress par un travail sur soi en relativisant les difficultés, en trouvant les clés pour reconfigurer les circuits du plaisir (nous allons vous en donner la marche à suivre), mais avant tout par des moyens simples.

Il est un facteur indirect de stress, trop négligé, qui est une forme d'isolement individuel (les télévision, les écrans et les réseaux sociaux, leur corollaire). Nos ancêtres avaient des liens sociaux bien plus forts sans tous ces artefacts. Créer, recréer des liens, cela peut se faire de multiples manières. Il a été démontré que faire une bonne action, par exemple un don, active le circuit du plaisir. Les neurobiologistes expliquent ce processus par le fait que les circuits nerveux activés sont les mêmes que ceux empruntés par l'héroïne et au moment de l'orgasme[16]. Ainsi, le « don » classique, au sens où Marcel Mauss, le célèbre anthropologue, le décrit, s'il peut paraître anti-utilitaire, « ne signifie nullement an-utilitaire, inutile, gratuit au sens, sans motif, sans raison d'être[17] ». Solliciter les circuits du plaisir naturellement ne pourra qu'améliorer votre qualité de vie et, au-delà, vous permettre de mieux contrôler votre poids.

> Vous pouvez réduire votre stress par une alimentation mieux adaptée et riche en éléments vitaminiques et minéraux et par un exercice physique régulier et doux. Il importe également, et peut-être surtout, d'avoir dans la journée de vrais moments de détente et de relaxation. La méditation favorise les pensées positives.
>
> Assurez la bonne qualité de votre sommeil : un bon matelas, une chambre bien aérée (ventilée) ; et réduisez le temps passé devant la télévision et les écrans.

LE MANQUE DE SOMMEIL

La complexité du contrôle du poids doit vous faire agir simultanément sur de multiples paramètres, dont le sommeil, qui est tout à fait essentiel.

Il est clairement identifié que le manque de sommeil – et sa mauvaise qualité – stimule la sécrétion d'une hormone produite essentiellement par l'estomac, la ghréline. Elle est dite « orexigène », c'est-à-dire qu'elle stimule les prises alimentaires[18]. Ainsi, le manque de sommeil favorise les prises alimentaires, et ce, même chez les enfants, comme le soulignaient récemment des chercheurs[19] qui ont mené une étude sur trente-sept enfants âgés de huit à onze ans, dont dix étaient en surpoids ou obèses. La première semaine, leur durée de sommeil était semblable à l'habituelle ; la deuxième semaine, les enfants ont été répartis, de manière aléatoire, en deux groupes, l'un pouvant dormir davantage que l'autre. Au cours de la troisième et dernière semaine de l'essai, chacun des deux groupes a suivi le programme de sommeil de l'autre. Les résultats sont sans équivoque : la semaine où les enfants ont dormi plus longtemps, leurs apports caloriques ont été spontanément réduits de 134 calories en moyenne par jour.

Il existe plusieurs autres études fiables qui confirment que **le manque de sommeil altère les possibilités de mieux contrôler son poids.** Si chaque personne a des besoins spécifiques, nous devons tous avoir une quantité de sommeil suffisante (il existe 5 % de petits dormeurs – comme Napoléon – et 10 à 15 % de gros dormeurs – comme Björn Borg) en prenant garde de ne pas se coucher trop tard, en étant dans une ambiance calme et, bien sûr, en arrivant à se détendre par la lecture ou une autre activité apaisante – même si l'organisation de la vie contemporaine, que ce soit au niveau professionnel, ou dans l'enseignement scolaire, complique sérieusement la donne. Des temps de sommeil inadéquats, notamment si l'on travaille en horaires décalés (tôt le matin, de nuit…), provoquent la recherche permanente et épuisante de resynchronisation des rythmes biologiques naturels. Si l'horloge interne est désorganisée, les troubles de l'appétit sont fréquents et plus difficilement gérables. L'homme est un animal diurne qui dort la nuit et plus abondamment l'hiver.

LE DÉSÉQUILIBRE INTESTINAL

Un mauvais fonctionnement ou un déséquilibre des bactéries des intestins peut se révéler calamiteux en matière de contrôle du poids. La consommation d'une alimentation inappropriée, notamment sous sa forme industrielle hypertransformée trop grasse, engendre une modification de la composition et de la concentration des bactéries présentes naturellement dans le gros intestin (côlon), dont le rôle est d'assurer une bonne digestion, l'immunité et carrément l'équilibre de l'organisme[20]. Les modifications de cette flore digestive perturbent ce qu'on appelle l'écosystème intestinal.

Au cours d'expériences, on a pu vérifier que certaines bactéries présentes dans la flore intestinale, jouaient un rôle dans la prise de poids chez les rats. Chez ceux qui sont sensibles à l'obésité, on a noté la prolifération d'« entérobactéries » ; au contraire, la bactérie *Akkermansia muciniphila* diminue le stockage des graisses[21]. Cette modification de la flore est-elle une cause ou une conséquence ? Il semble bien que le développement du surpoids et de l'obésité serait dans certains cas lié aux déséquilibres de la flore intestinale, notamment dus à une alimentation mal calibrée. Cette flore peut aussi être perturbée dans de multiples autres occasions comme la prise excessive d'antibiotiques. La première étape serait une « inflammation » intestinale[22], puis interviendrait une modification de la composition de l'équilibre bactérien du microbiote[23]. Pire, la précocité de l'exposition à ces déséquilibres aurait des conséquences profondes sur la résistance à perdre du poids. Plus surprenant encore, le régime alimentaire de la mère pendant la gestation et la lactation aurait également une influence sur l'inflammation intestinale du jeune enfant, avec majoration du risque d'obésité qui, expérimentalement, se poursuit aussi à la descendance par des mécanismes dits épigénétiques[24]. **Autrement dit, une flore déséquilibrée contribue à diminuer le contrôle volontaire du poids et complique la recherche de maîtrise du surpoids.**

Tout semble perdu ? Non ! pas si vous arrivez à rééquilibrer votre flore digestive, ce qui est une des premières étapes indispensables à la maîtrise du poids ! Il existe une multitude de produits proposés dans ce sens en pharmacie, sur internet, en grande surface : des probiotiques[25] et des prébiotiques[26], mais ils n'ont pas réellement fait la preuve de leur efficacité, sans compter qu'il est difficile d'en prendre en continu. Il faut donc être prudent face aux publicités et aux assertions souvent abusives. À notre sens, et d'après notre pratique, il existe un moyen naturel et efficace que tout le monde peut mettre en œuvre :

– Avoir une alimentation suffisamment riche en légumes cuits sous quelque forme que ce soit (en revanche, l'excès de légumes crus peut irriter les intestins) ; les compotes de différents fruits sont également les bienvenues.

– Consommer des produits laitiers frais fermentés comme le yaourt (nature de préférence), le kéfir.

L'ensemble doit s'intégrer dans la recherche d'un meilleur équilibre alimentaire en fonction de votre profil comme défini dans le chapitre 3. Attention aussi à l'excès de sucre, qui peut favoriser certaines pullulations bactériennes à l'origine de bien des désagréments à type de flatulences.

Tout le circuit de la digestion est impliqué dans la préservation de l'équilibre du microbiote pour optimiser l'utilisation des nutriments et des micronutriments permettant bien-être et confort intestinal : en voici les grandes étapes.

La mastication : début du broyage des aliments, de leur imprégnation par la salive contenant les premières enzymes (amylase, lipase), qui assure le début de la digestion. C'est une étape importante dans le contrôle du poids, compte tenu des informations qui sont envoyées au cerveau : **plus vous mastiquez, plus le degré de rassasiement arrivera précocement**.

La phase dans l'estomac : les aliments sont malaxés et imprégnés de nombreuses substances notamment acides (suc gastrique). Ceux-ci assurent la transformation des aliments en un chyme acide permettant la destruction d'un grand nombre de bactéries absorbées par voie alimentaire. La vidange gastrique vers les intestins est ralentie lors d'un repas trop riche en graisses, ce qui explique bien des « lourdeurs d'estomac » et des difficultés de digestion désagréables.

Durée moyenne de cette phase : 3 heures (les liquides étant absorbés en moins d'une heure).

La phase dans l'intestin grêle (composé de 3 grandes parties : duodénum, jéjunum et iléon) : dès leur entrée, les aliments vont être analysés par le cerveau quant à leur concentration en nutriments et micronutriments (vitamines et éléments minéraux). La bile et les enzymes du pancréas s'y déversent, assurant le fractionnement des éléments nutritifs, dont les graisses, ce qui facilite leur absorption intestinale. Ensuite véhiculés dans le sang, les différents éléments passent par le foie, puis sont utilisés par les organes du corps qui en ont besoin à des fins énergétiques mais également de construction (croissance et renouvellement des cellules).

Durée moyenne de cette phase : 6 à 7 heures.

La phase dans le côlon (composé de 3 parties, le caecum, le côlon et le rectum) : à ce niveau se produit le recyclage des résidus. Les nutriments et micronutriments ne sont plus absorbés par le côlon, mais différentes réactions vont avoir lieu, dont la production de gaz, de vitamine B8, K. La composition de la flore du côlon influe aussi sur la motricité : risques de constipation, de production excessive de gaz et d'inconfort digestif (« syndrome de l'intestin irritable »).

Durée moyenne de cette phase : 12 à 14 heures.

L'APPAREIL DIGESTIF

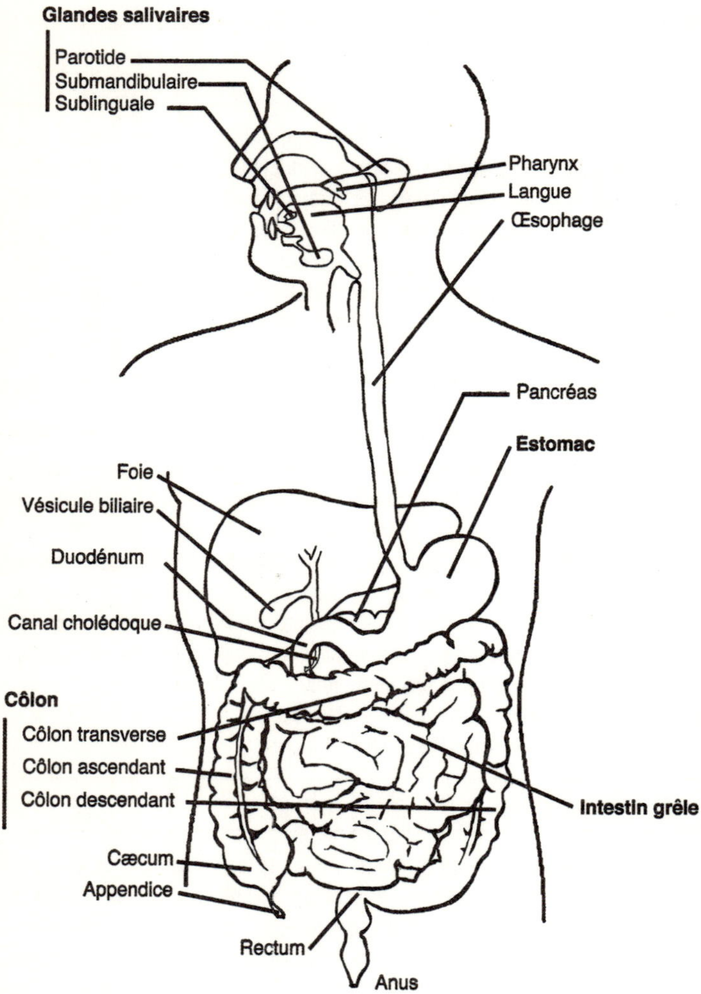

LES FACTEURS CALORIQUES

Nous venons de voir que de nombreux déterminants non caloriques interviennent dans la prise de poids : facteurs environnementaux, composantes génétiques, socioculturelles, métabolisme ralenti par une diminution anormale de l'activité physique. Mais, quelle qu'en soit la cause, c'est **la suralimentation qui est le facteur primordial engendrant la prise de poids. Si vous arrivez à limiter les portions alimentaires sans vous affamer, ni même sans avoir faim, comme nous allons vous le montrer, mais en mangeant sain et en bougeant suffisamment, vous perdrez naturellement du poids, et ce, de façon durable.**

La recherche du contrôle du poids ne peut se faire que de manière méthodique. Il faut avoir conscience que les portions alimentaires, notamment celles de la « junk food », n'ont fait qu'augmenter depuis des années. Le tableau ci-après est éclairant.

	Il y a 20 ans	Aujourd'hui
Cheeseburger	333 calories	600 calories
Portion de frites	210 calories	600 calories
Spaghettis bolognaise	500 calories	1 000 calories
Bagel	140 calories	350 calories

Source : J. Schwartz, C. Byrd-Bredbenner, « Portion distortion : typical portion sizes selected by young adults », *J. Am. Dict. Assoc.*, 106, 2006, p. 1412-1418.

Spontanément, les personnes en surpoids se tournent vers des produits à forte densité énergétique, notamment les biscuits, les chips, les plats transformés, mais aussi les pâtes, les viennoiseries, les gâteaux (nous analyserons ce mécanisme dans le prochain chapitre), qui, par ailleurs, en raison de leur mode de fabrication, d'emballage et de conservation, se trouvent être moins onéreux que les produits frais comme les légumes et fruits. Sachez tout de même que les « promotions » pour des boîtes doubles qui donnent l'impression aux acheteurs de faire « une bonne affaire » sont trompeuses. En fait, non seulement, comme l'ont démontré différentes associations de consommateurs, le produit acheté isolément est souvent moins de deux fois moins cher que le lot de deux paquets (ou les boîtes doubles ont un contenu moins important), mais, surtout, l'unique objectif est que vous ayez ces aliments à disposition chez vous, pour vous inciter à en manger plus.

À l'inverse, des restrictions alimentaires mal conduites entraînent frustrations et échecs en série. C'est pourquoi la marche à suivre que nous vous proposons dans ce livre n'a rien à voir avec ces méthodes. S'il faut trouver les bons repères, se déconditionner vis-à-vis d'une certaine forme d'alimentation industrielle, nous n'allons pas vous inciter à vous nourrir uniquement d'aliments « autorisés » de façon répétitive et monotone, au risque de vous les faire détester. Il faut être plus subtil et faire appel à la variété et au plaisir.

2

Pourquoi j'ai faim

Gérez votre faim
en réactivant les circuits du plaisir

Le poids ne peut pas être géré que par la seule volonté. En effet, toute prise de poids importante s'installant dans la durée induit un dérèglement des circuits qui contrôlent la prise de nourriture. Il existe une explication neurobiologique à ces processus. Il est d'ailleurs admis qu'environ 80 % des enfants en surpoids le restent à l'âge adulte (d'où la nécessité de maîtriser tôt le contrôle du poids). Pour autant, quel que soit l'âge auquel peut apparaître le surpoids, il ne faut pas être fataliste, car il est tout à fait possible de mettre en place des stratégies de réactivation efficace des circuits cérébraux, qui contrôlent de façon équilibrée les sensations de faim et de satiété, et ce, sans privations alimentaires *stricto sensu.* Il faut pour cela se détourner des régimes restrictifs, qui sont toujours contre-productifs sur le moyen et long terme ; vous le savez bien, au moins intuitivement, et de nombreuses études et analyses l'ont démontré[1].

QUAND DOIS-JE MANGER ?

Il est avant tout indispensable d'apprendre à faire la différence entre la faim réelle et l'envie de manger. Le fait d'être « repu » a également une dimension psychologique qu'il ne faut pas sous-estimer. Aussi faut-il avant tout réfléchir au rythme où vous vous nourrissez dans la journée.

En France, on prend habituellement trois repas : petit déjeuner, déjeuner et dîner : le matin, vers 8 heures, à midi, entre 12 heures et 13 heures, et le soir entre 19 heures et 20 h 30. Mais n'est-il pas légitime de se demander si ce rythme est adapté ? Aucune logique biologique ne préside à cette règle. Dans l'histoire, l'heure des repas a souvent varié. Par exemple, sous Louis XIV, le repas principal se situait en milieu de journée, vers midi, et s'appelait le dîner. Mais, à la Révolution, il a été progressivement décalé à 15 heures. Ce ne pouvait être un repas important puisqu'il fallait tenir séance à l'Assemblée l'après-midi. Ainsi, le repas le plus important, le dîner, s'est déplacé vers 18 heures, en début de soirée, et le souper est devenu alors beaucoup plus tardif. Le moment des prises alimentaires a varié tout au long de l'histoire et selon les peuples.

Sur le plan strictement biologique, il est presque ennuyeux de prendre un petit déjeuner trop tôt, sauf si on ne peut pas faire autrement. Au petit matin, on est en situation d'augmentation du taux de sucre dans le sang (dite d'hyperglycémie), due à la sécrétion matinale de cortisol. C'est pourquoi les enfants, davantage soumis à leurs rythmes biologiques naturels, n'ont pas faim au réveil, contrairement aux adultes, qui sont influencés par leurs rythmes sociaux. Analysons ce qui se passe ensuite. La sécrétion d'insuline augmente spontanément entre 9 heures et 10 heures et provoque une baisse du taux du sucre devant susciter la prise de nourriture : c'est le moment biologique idéal pour prendre son premier repas. Le « brunch » à l'anglo-saxonne est tout à fait justifié.

Même si l'organisation de notre société tient insuffisamment compte des rythmes et des besoins physiologiques, il est néanmoins nécessaire d'être pragmatique en prenant, quelle que soit l'heure, un petit déjeuner. Mais il doit être équilibré et pas trop copieux. Du café décaféiné ou du thé, du lait chocolaté pour les enfants, un peu de pain, de beurre, de miel ou de confiture en situation normopondérale, un fruit ou un fruit frais pressé maison. Nul besoin de trop manger le matin. Des études récentes ont montré qu'un apport calorique important augmentait inutilement la charge totale des calories de la journée sans bénéfice nutritionnel. Le matin, on a besoin de protéines, car celles qui ont été prises la veille sont utilisées pendant la nuit pour assurer les renouvellements cellulaires. C'est pourquoi vous avez besoin de produits laitiers apportant des protéines, mais mieux vaut éviter trop de fromage le matin, une bombe calorique ; on s'orientera plus volontiers vers un yaourt quand on ne prend pas de lait. Quant aux pétales de céréales au petit déjeuner, elles peuvent être riches en sucres ajoutés[2]. Autre grief, ces « céréales », trempées dans du lait, sont ingérées sans être mastiquées : on les gobe sans être rassasié pour autant. Bien sûr, tout cela est à adapter en fonction de vos goûts.

Pour la suite de la journée, les horaires des prises et le contenu sont à adapter en fonction des diverses contraintes sociales et professionnelles, nous y reviendrons.

On a l'habitude d'attribuer essentiellement à la diminution du taux de sucre dans le sang l'apparition de la sensation de faim – les fringales. Si ce processus biochimique existe bien, celui-ci est beaucoup moins important qu'on ne le pensait, sauf situations particulières. Des études indiquent que les critères socioculturels sont déterminants : l'organisation du travail et de la vie, les habitudes bien ancrées dans les familles ou les groupes sociaux prennent le dessus et induisent le déclenchement de la prise de nourriture à des moments précis de la journée.

POURQUOI AI-JE FAIM ?

Seriez-vous en situation d'excès pondéral, comme Aymeric et son épouse Chloé, qui ont « tout le temps faim » mais ne parviennent pas à maigrir ? Comment est-ce possible, alors que leurs réserves énergétiques – de gras – sont bien présentes ? L'explication est simple. Les restrictions, de façon surprenante, ne vont pas commencer par faire fondre les réserves de graisse, comme on pourrait le penser. Au contraire, plus le rationnement est brutal et important, plus vous allez utiliser les parts d'énergie dédiées au fonctionnement du « métabolisme de base », indispensables pour assurer les battements du cœur, la respiration, le fonctionnement des muscles et du cerveau, etc. Autrement dit, les réserves ne diminuent pas, mais il y a moins d'énergie pour les besoins vitaux, ce qui explique une souffrance parfois difficile à endurer et le caractère intenable sur le moyen et long terme des régimes classiques. Ainsi, l'hypothèse séduisante selon laquelle il suffit de se restreindre pour perdre du poids est bel et bien mise à mal par ce simple constat physiologique. Pas facile de s'y retrouver, direz-vous alors, mais Aymeric et Chloé ont bien écouté la suite de l'analyse, ce qui leur a permis de maigrir de façon durable.

Il est indispensable de mettre en place la bonne stratégie, qui consiste à fournir suffisamment d'énergie pour le métabolisme de base, mais, parallèlement, à réussir à faire fondre la graisse en excès. Est-ce une gageure à la lumière de ce que nous venons d'énoncer ? Non, le principe est de **manger suffisamment mais pas n'importe comment ni n'importe quoi**. L'idée est de mieux répartir vos apports énergétiques au cours de la journée : assurer le bon fonctionnement du métabolisme de base, tout en réduisant progressivement les apports excessifs en calories. Plusieurs manières existent, dont celle de fractionner les repas, c'est-à-dire de prendre des repas peu copieux, associés à une collation une à deux heures avant pour ne pas être « affamé » et risquer de manger plus que de raison le soir.

> Pour réussir votre amaigrissement vous ne devez pas avoir faim. **Fractionnez les repas** (petits repas et collations à heures fixes), mangez peu le soir, raisonnablement à midi, et sans excès le matin (2 tartines au lieu de 3, par exemple).

Pour réussir à diminuer le stockage de graisse et brûler plus de calories, il existe un moyen efficace qui complète le dispositif : majorer le métabolisme de base. C'est possible en augmentant la masse des tissus, en l'occurrence des muscles. Ainsi, toute activité physique, outre le fait qu'elle permet de brûler des calories, assure le développement des muscles, qui ont besoin d'apports supplémentaires en oxygène, stockent du glycogène et stimulent diverses réactions biochimiques nécessitant des besoins énergétiques majorés. Nous reviendrons sur les moyens appropriés de renforcer cette masse musculaire de façon douce. Dans tous les cas, inutile de « forcer », d'être complètement essoufflé et de souffrir inutilement, l'augmentation de la masse musculaire passant avant tout par des exercices réguliers et adaptés à vos goûts et possibilités.

Augmentez votre dépense calorique spontanément par une simple augmentation de la masse musculaire, et perdez ainsi du poids au repos !

Y a-t-il un « centre de la faim » et, si c'est le cas, où se situe-t-il ? Au milieu du cerveau existe une zone que tout médecin, notamment les neurologues, considère comme essentielle : l'hypothalamus. Il régit en effet de multiples fonctions de l'organisme, des émotions aux pulsions, de la mémoire à la sexualité, en passant par la régulation de la température corporelle. Deux zones spécifiques assurent le contrôle des prises alimentaires : l'aire ventromédiane et l'aire latérale. La première freine les prises alimentaires (des expériences ont prouvé que lorsqu'on détruit cette zone chez l'animal, celui-ci devient obèse). La seconde commande la prise de nourriture.

L'hypothalamus, en tant que centre régulateur, reçoit un ensemble de données, les analyse et stimule l'une des deux aires. Mais, pour cela, il faut qu'il soit correctement informé du poids, du taux de sucre dans le sang, de l'état des réserves en graisses, etc. Il doit par ailleurs gérer d'autres interférences, psychologique, chimique, visuelle, auditive, et même les stimuli marketing, qui viennent troubler sa régulation spontanée. En effet, la publicité peut être particulièrement intrusive, ses images nous traquer jusque dans le sommeil, où elles sont mémorisées. Les spécialistes de la publicité, aidés par des travaux de neurobiologistes, maîtrisent parfaitement ces mécanismes.

COMMENT MON CERVEAU CONTRÔLE-T-IL CE QUE JE MANGE ?

Le libre accès à la nourriture perturbe la régulation fine des prises alimentaires opérées par le cerveau. Peu à peu, on devient dépendant à des goûts artificiels, et il est de plus en plus difficile de contenir ses envies[3]. La réalité de cette dépendance et l'ampleur du problème sont évidents quand on met en rapport l'augmentation de la consommation des différents produits sucrés, gras, salés plus ou moins à son insu, et l'explosion des maladies dites de « civilisation ». **Cette dépendance alimentaire, comprise au sens large, est une sorte d'addiction** : elle fait apparaître des désirs compulsifs mal maîtrisés, avec une perte variable de contrôle, qui répondent parfois à un certain mal-être. Si, pour certaines personnes, le terme « addiction » paraît exagéré, car il fait penser aux substances psychoactives comme les drogues, dans le langage actuel, on parle d'addiction sans nécessairement faire référence aux drogues. Il peut aussi y avoir des addictions au jeu, aux achats compulsifs, à internet... La recherche du goût sucré et gras est un facteur quasiment inné, comme nous l'avons souligné, mais la création renforcée de leur recherche par la publicité et divers stimuli est le meilleur moyen d'enclencher le désir.

Que se passe-t-il sur le plan biologique ? Il a clairement été identifié que le goût sucré active les neurones dits dopaminergiques, ceux du plaisir. Quand on consomme du sucre se libèrent, dans notre cerveau, de la dopamine, mais aussi d'autres substances, opioïdes ou morphines, qui provoquent du plaisir et ont un effet antidouleur. Cette propriété est bien connue dès le plus jeune âge, puisqu'on met sur la langue des nourrissons un peu d'eau sucrée pour qu'ils supportent des actes médicaux intrusifs, tels que les piqûres et diverses ponctions. Lors d'une consommation excessive de sucre, la sécrétion d'insuline augmente pour faire diminuer le taux de sucre dans le sang, provoquant, après le pic de sécrétion, une chute de ce taux. La sensation de manque, source de fringales (sucrées, bien sûr), apparaît bientôt, et se met en place un cercle vicieux : on grossit et on recherche encore plus de nourriture et/ou de boissons sucrées. Sur la durée, le pancréas, qui sécrète l'insuline, s'épuise, le surpoids s'accroît et le diabète survient trop souvent[4]. Se nourrir de manière fractionnée comme nous l'avons conseillé précédemment permet de réduire l'intensité des pics d'insuline et, dans un deuxième temps, leur chute trop brutale favorisant les fringales.

Deux composantes distinctes ont été identifiées dans le plaisir de manger, activées par des neurotransmetteurs spécifiques. La première est purement hédonique et concerne le goût : on la dénomme « liking ». La seconde, le « wanting », vous pousse à manger. Le « liking » ferait notamment appel à des opiacés endogènes, tandis que le « wanting », c'est-à-dire la simple idée de manger un aliment, concernerait essentiellement la dopamine[5]. Or, la dopamine est un des éléments clés des circuits de la récompense, parce qu'elle provoque une sensation de plaisir[6]. **Quand on s'habitue à manger plus, la dopamine agit moins, et il en faut plus.** C'est pourquoi elle est impliquée dans les différents troubles liés à la dépendance[7] où se met involontairement en place un dysfonctionnement des circuits de la récompense et du plaisir, une sous-activation caractérisée par une attirance marquée vers une nourriture hypercalorique. Mais cette dépendance n'est pas uniquement neurobiologique. Des expériences ont aussi montré que les cellules du goût, au niveau de la langue, réagissent différemment chez les personnes obèses au contact des aliments. L'appauvrissement gustatif et la modification de la perception du goût participent à expliquer la recherche supplémentaire de nourriture, même si cela est heureusement réversible[8].

COMMENT AGIR SUR LES CIRCUITS DE LA RÉCOMPENSE ?

De nombreux arguments montrent qu'une surconsommation alimentaire « modifie durablement le circuit de la récompense dans le cerveau humain[9] ». Il existe plusieurs niveaux dans la récompense, tous imbriqués évidemment. L'un est d'ordre plutôt psychologique : les états émotionnels influencent la prise de nourriture et le degré de satisfaction qui en découle. Il ne faut pas sous-estimer une deuxième composante, dite cognitive, qui est liée à l'apprentissage. Par exemple, si un aliment a entraîné des nausées ou des vomissements, une aversion durable persistera. À l'inverse, le souvenir d'un aliment pris dans des conditions plaisantes renforce sa recherche : le circuit de récompense est stimulé. Aussi, la prise de conscience des méfaits de certains produits industriels et la défiance face à ceux-ci peuvent orienter de façon positive vos choix.

La troisième composante, majeure, est neurobiologique. Divers stimuli agissent, le goût, également la vue, l'odeur, qui déclenchent des réflexes bien connus de type pavlovien : à la simple vue d'un aliment désirable (expérimentalement), l'aire tegmentale ventrale (ATV) du mésencéphale est stimulée et libère de la dopamine[10]. Cette dopamine, tous les êtres en raffolent. Ainsi, lorsque l'on place une électrode dans le cerveau d'un animal (chez le rongeur) stimulant l'ATV si l'animal appuie sur une pédale, celui-ci l'actionne un nombre incalculable de fois, jusqu'à 6 000 par jour – preuve, s'il en est, de l'attrait de la dopamine ! Chez l'homme, il n'en va pas autrement. L'augmentation de la concentration en dopamine est recherchée, parfois sans le savoir, ce qui explique l'attirance vers de nombreuses substances psychoactives, comme la nicotine, mais aussi l'héroïne, qui augmentent la libération de ce neurotransmetteur. Quant à la cocaïne, elle prolonge l'action de la dopamine au niveau des récepteurs des cellules. Comme l'indique Marion Noulhiane[11], « ces substances psychoactives génèrent, de fait, un renforcement positif qui incite à répéter l'expérience ressentie comme plaisante », mais elles mènent plus ou moins rapidement à une « dépendance » (avec renforcement du besoin plus que du plaisir).

En fait, pour des raisons spontanées de survie, la sensation de faim chez l'homme est déclenchée par de multiples facteurs. Ainsi, en cas de défaillance de l'un d'eux, d'autres s'activeront. C'est pourquoi il est si difficile de trouver un médicament qui puisse bloquer à lui seul l'ensemble des circuits des prises alimentaires.

Il existe, heureusement, chez tous les animaux et chez l'homme des signaux naturels, rapides et lents, qui sont responsables de la sensation de satiété. Les processus de contrôle s'activent dès le début des prises alimentaires. La nourriture arrivant dans la bouche, la mastication et la salivation donnent les premiers signaux au cerveau. Puis les aliments, transitant par l'estomac, continuent à fournir des informations, mais c'est essentiellement lors du passage des aliments déjà malaxés et imprégnés de sucs gastriques de l'estomac vers l'intestin grêle (voir schéma p. 34) que sont alors stimulées certaines zones du cerveau en fonction de la composition du bol alimentaire qui parvient aux intestins (aspect quantitatif et qualitatif). En retour, le cerveau signale de poursuivre ou d'arrêter de manger. La transmission se fait par voie hormonale : des messagers biochimiques circulent dans le sang et propagent les informations d'un lieu à l'autre de l'organisme[12].

Ces signaux rapides provoquent ensuite l'arrêt de la prise alimentaire par le phénomène dit d'« alliesthésie », par lequel un aliment au départ désirable le devient nettement moins lorsqu'on a le ventre plein. La satiété qui se produit graduellement correspond à une inhibition des hormones stimulant la faim, comme la ghréline[13]. Cela dit, la régulation de ce système peut être prise en défaut.

Interviennent aussi des signaux lents, qui, en situation normale, provoquent la sur-sécrétion importante d'une hormone, la leptine, lorsque le tissu graisseux augmente. Celle-ci provoque une sensation de satiété[14]. Chez certains obèses, cette leptine est peu sécrétée, ou de mauvaise qualité, autrement dit, elle ne donne pas la bonne information[15].

Une personne en situation normale ne ressent plus de plaisir à manger quand son cerveau a reçu l'assurance que l'apport en énergie est suffisant. Il n'en va pas de même pour une personne en surpoids. Il faut donc trouver d'autres sources de plaisir que la nourriture : les loisirs, la méditation, la sexualité, les activités physiques douces… pour accélérer la perte de poids. **Ce sevrage n'est pas une abstinence s'il est bien conduit, mais il implique de restructurer ses choix alimentaires pour assurer une meilleure répartition qualitative et quantitative des aliments.** Ainsi, par une alimentation « adaptée » telle que nous vous la proposons, vous serez en mesure de réactiver de manière efficace vos circuits du plaisir.

3

Que dois-je faire pour maigrir ?

Perdez du poids durablement en 5 étapes

Pour vous encourager, voici le témoignage de Julie, jeune puéricultrice, sur la méthode que nous allons détailler : « Quelle belle surprise quand les moins 10 kilos ont été atteints. Après trois petits mois de “régime”, j’étais heureuse du résultat, et celui-ci dure ! Pas de grande contrainte : le plus difficile pour moi, c’était la maîtrise du repas du soir. Le soir, j’avais surtout envie de tout dévorer, mais là, je me rassasie et surtout je n’ai pas faim. Pendant tout ce temps de “régime” et ces nouvelles habitudes, je n’ai jamais eu faim !!! C’est la première fois que je maigris sans contrainte et sans souffrir, et ce n’est pas le premier régime que je fais ! » Quant à Fabien, il n’en est toujours pas revenu d’avoir perdu 12 kilos si facilement. Il faut dire aussi que, parallèlement, il s’était remis à faire du sport avec régularité et sérieux. Il était tellement content du résultat qu’il voulait continuer à venir en consultation alors qu’il n’en avait plus besoin !

Nous pourrions vous citer de très nombreux autres témoignages de tous âges et tous sexes. Il suffit d'avoir, comme Julie, des objectifs raisonnables, pas nécessairement chiffrés d'ailleurs, et d'admettre que la perfection n'existe pas. Une des astuces mise en pratique par Julie et Fabien a été de se faire prendre en photo avec la complicité d'un proche pendant tout le cheminement de leur perte de poids, c'est un stimulant hors pair ! Sachez avant de poursuivre qu'il n'y a pas *une* règle standard valable pour tous, mais une stratégie commune que vous devez ensuite personnaliser pour élaborer correctement votre amaigrissement. La première des questions à vous poser doit servir à identifier votre profil.

QUI SUIS-JE FACE À LA NOURRITURE ?

C'est votre profil gustatif qui va déterminer la marche à suivre vous correspondant pour perdre du poids. C'est la base, et pourtant elle est rarement mise en pratique ! On peut dégager schématiquement trois types.

1
Vous êtes du type « sucré »

Vous appréciez le goût sucré, vous y trouvez du réconfort ? Vous êtes émotionnellement vulnérable ?

Le maître mot est de contrôler vos apports en sucres.

2
Vous êtes du type « salé »

En général, vous êtes plutôt attiré par les mets salés et les plats plutôt gras ? Vous êtes psychologiquement résistant ?

Soyez méthodique, vous arriverez relativement aisément à perdre du poids.

3
Vous êtes du type « sucré et salé » ou « salé et sucré »

Vous avez souvent « faim », voire « tout le temps faim » ? En plus, vous avez tendance à manger trop et trop vite ?

Adoptez une approche comportementale adaptée.

APPRENDRE À FAIRE LA DIFFÉRENCE ENTRE FAIM ET ENVIE DE MANGER

Faire la différence entre la faim, la véritable faim, et l'envie de manger est une étape fondamentale en vue de mieux contrôler votre poids. La faim répond au besoin physiologique de se recharger en énergie. Elle survient progressivement. L'envie de manger est au contraire plus soudaine, elle est régie par de multiples signaux et interférences. Par exemple, le simple fait de s'apercevoir que l'heure du déjeuner arrive peut déclencher l'envie de manger, tout à fait indépendamment de la faim. Passer devant la vitrine d'une pâtisserie ou à côté d'un distributeur peut provoquer des envies parfois compulsives.

Faire la différence entre la vraie faim et l'envie de manger n'est pas toujours évident. Être à l'écoute de soi permet d'y arriver progressivement. Vous pouvez maîtriser une envie soudaine en ralentissant un peu votre rythme de vie : « reposez » votre cerveau, relâchez la tension, ne serait-ce que dix minutes, avant les prises alimentaires, détendez-vous, pourquoi pas en marchant, ou en faisant le vide. Mais **c'est pendant**

les repas qu'il vous faut être le plus attentif : il est nécessaire d'apprendre à limiter les portions et de se demander si l'on est rassasié. C'est pourquoi je vous conseille de commencer par de petites portions, quitte à vous resservir, et ce, **sans culpabiliser**. Festoyer est dans la nature de l'homme, mais cela ne doit être qu'occasionnel. En dehors de ces périodes de fête, mieux vaut se contrôler !

Arrêtons-nous un instant sur ce phénomène. Comment peut-on continuer à manger au-delà du raisonnable, lors d'un repas festif par exemple, sans que ce soit pour autant pathologique ? Quel type de mécanisme entre en jeu ? L'hypothalamus, le centre de la faim qui commande la prise de nourriture, peut se déconnecter en partie à la fin du repas – c'est à peine croyable ! – au profit du cortex, la substance grise du cerveau reliée aux centres cérébraux du plaisir et à différentes représentations mentales[1]. Ainsi, un substrat biologique à ce processus a été identifié, mais pourquoi existe-t-il chez l'homme ? Ne serait-il pas présent tout simplement pour favoriser la convivialité et le plaisir d'être ensemble ?

Se poser les bonnes questions et avoir la bonne attitude : tout au long de votre cheminement et au moment de vos prises alimentaires, vous devez vous demander si vous avez envie de manger ou si vous avez faim. L'envie se contrôle progressivement en suivant la méthode du sevrage développé ci-après. **La faim correspond à vos besoins en énergie.**

– Être en état de « pleine conscience » lors de votre acte de manger est la clé de voûte du succès : ne pas céder aux épisodes de compulsion entre les repas, mais prendre par exemple un verre d'eau ou une tisane à ces moments. (À différencier des collations à heure fixe, parfaitement licites, faites de fruits, voire de produits laitiers de type yaourt.) Ne pas céder à l'envie de manger pour tromper l'anxiété, l'ennui... mais compenser ces moments par une activité physique douce.

– Savoir s'arrêter de manger au cours du repas en apprenant à reconnaître le rassasiement (intérêt des petites portions) : **se sentir repu est avant tout un état de conscience**.

UN SEVRAGE RÉUSSI

Comment s'y prendre, alors que, pour nombre d'entre vous, la dépendance à la nourriture est importante ? La bonne marche à suivre est la mise en place d'un sevrage adapté qui doit être méthodique et progressif.

1re ÉTAPE • J'apprends à me connaître

La première étape ne peut être que psychologique. Si perdre du poids lorsqu'on en a en excès doit entrer dans le cadre d'une démarche positive et dynamique, encore faut-il bien analyser vos motivations. Il peut bien entendu y avoir un grand nombre de réponses possibles. Remplissez cette grille, qui vous aidera à les analyser.

Estime de soi

	vrai	faux
– Je n'ai pas toujours une bonne opinion de moi-même à cause de mon surpoids.	☐	☐
– J'ai tendance à me renfermer sur moi-même.	☐	☐
– Je culpabilise assez souvent après avoir mangé.	☐	☐
– J'ai l'impression de moins plaire.	☐	☐

Impact sur votre vie sociale et professionnelle

	vrai	faux
– J'ai l'impression d'une altération de mes relations avec les autres. J'ai l'impression qu'ils ne m'apprécient pas à cause de mon poids.	☐	☐
– Le regard des autres me gêne souvent.	☐	☐
– J'ai tendance à chercher à me lier à des personnes plutôt corpulentes.	☐	☐
– Je n'ose pas faire certaines activités physiques, par exemple je n'ai pas envie de me mettre en maillot de bain et d'aller à la piscine.	☐	☐

Impact sur votre vie familiale

	vrai	faux
– Je fais cette démarche avant que mon conjoint me reproche mes rondeurs ou, pire, mes enfants.	☐	☐
– C'est mon conjoint qui m'a demandé de trouver une solution.	☐	☐
– J'en ai assez de quasiment me cacher pour grignoter (parfois même le soir ou la nuit).	☐	☐

Causes générales

	vrai	faux
– Je souhaite perdre du poids pour des raisons de santé (diabète, cholestérol…).	☐	☐
– Je souhaite améliorer mon apparence physique notamment pour des raisons esthétiques (cellulite…)	☐	☐
– Je souhaite me lancer un défi, réussir.	☐	☐

Chacun est unique. Cette grille ne propose pas de score à calculer, mais vise à renforcer votre détermination en vous permettant de mettre en œuvre une démarche qui vous soit spécifique. Gardez toujours à l'esprit que réussir à mieux contrôler son poids ne doit pas se réaliser au prix d'une lutte acharnée, source évidente de risque d'échec à moyen ou long terme, comme le proposent de façon stupide tous les régimes hyperprotéinés ou hypocaloriques sévères. La stratégie doit être adaptée à vos goûts, vos dégoûts et vos aversions. Aussi, tout en contrôlant mieux vos apports alimentaires, **vous ne devez pas sacrifier le plaisir que vous avez à manger**. Par exemple, apprenez à préparer des sauces non grasses, des mets goûteux à base d'épices, et surtout mangez suffisamment, mais pas n'importe comment, nous y reviendrons en détail.

Faites maintenant un pas de plus en vous demandant dans quelles circonstances vous avez pris du poids afin d'identifier les solutions adéquates.

Facteurs psychologiques

Vous êtes anxieux.

Un des meilleurs moyens non médicamenteux pour calmer l'anxiété est l'activité physique régulière qui, si elle est suffisamment intense, finit par stimuler les sécrétions d'endorphine, la morphine interne, un puissant anxiolytique à tendance « euphorisante ».

Vous avez des moments de solitude, vous voulez tromper l'ennui.

La recherche d'une compensation ne doit pas se faire n'importe comment, et surtout pas par la nourriture hypercalorique. Des satisfactions immédiates peuvent être procurées par des activités de loisir : aller au cinéma, écouter ou jouer de la musique, choisir de nouveaux vêtements, avoir une activité sexuelle… et le sport, bien sûr.

Avoir des idées positives est essentiel. Cela passe entre autres par la recherche d'une vie sociale plus active : multipliez les contacts avec vos amis ou rencontrez de nouvelles personnes, notamment par le biais d'associations. Il a été démontré sur le plan cérébral que le fait d'aider les autres – l'altruisme – stimule des zones du plaisir du cerveau.

Vous avez des problèmes et des difficultés à les résoudre, vous avez des accès de découragement.

La méditation, sans être nécessairement spirituelle, impose un relâchement, une relaxation musculaire et, à l'extrême, avec un bon entraînement, certains arrivent jusqu'à une certaine forme volontaire de mise en retrait de la conscience, presque d'autohypnose.

Vous êtes victime d'une fatigue difficile à juguler.

Il existe plusieurs types de fatigue, celle qui est physique d'abord, mais aussi celles, majoritaires, qui sont d'ordre psychologique et/ou liées à des troubles du sommeil. Pour les limiter, pourquoi ne pas utiliser quelques techniques de relaxation avant de se coucher ? Dans ces cas aussi, une activité physique régulière et suffisamment soutenue chaque jour est indiquée. Bien que fréquemment rejetée, au motif du manque de « courage », une activité douce, ne serait-ce que la marche à pied ou le trampolino, est salutaire et ne demande qu'un petit effort pour s'y mettre. En effet, la marche active, voire le footing ou n'importe quel sport de votre choix, comme le cyclisme, l'aviron ou l'équitation, permet d'améliorer la synchronisation de vos rythmes biologiques, ce qui réduit la fatigue, et assurent une optimisation de votre sécrétion de substances naturelles[2] par le cerveau, qui, elles, favorisent directement le sommeil.

> Insistons sur l'importance des activités physiques, surtout en extérieur, qui permettent de resynchroniser les rythmes biologiques et de développer des émotions positives. Cela est réalisable même avec des activités modérées ; petit à petit, elles vous procureront des sensations agréables… dont vous ne pourrez idéalement plus vous passer.

Facteurs de vie

Vous avez l'impression de vous « laisser aller » petit à petit, avec notamment une diminution progressive de l'activité physique (quelle qu'en soit la cause, manque de temps ou d'entrain, modification des horaires de travail, naissance d'un enfant...).

Se reprendre en main demande un minimum de volonté. Il faut créer un environnement favorable et prendre un peu de temps pour soi, pour se consacrer à des loisirs physiques. Cela s'organise et se planifie.

Vous avez arrêté le tabac.

On compense souvent l'arrêt du tabac en mangeant davantage, et c'est pour cela que la fin du tabagisme s'accompagne souvent d'une prise de poids. Nombreux sont celles et ceux qui utilisent par ailleurs la cigarette comme coupe-faim, ce qui est une erreur fondamentale. Il s'agit d'un faux coupe-faim, éphémère, et particulièrement toxique au demeurant[3]. Le tabagisme modifie le goût : il suscite une moindre attirance vers les fruits et légumes et déséquilibre la ration alimentaire. Les mets doivent souvent être relevés (salés) pour être appréciés. Il faut dire que les papilles gustatives sont transformées par le tabac, mais heureusement de façon réversible.

Vous avez progressivement pris du poids, notamment après la grossesse.

Il convient de corriger vos erreurs alimentaires de base : ne pas manger de bonbons, de biscuits et autres sucreries avec les enfants, qui ne sont pas plus indiqués pour eux que pour vous, et ne devraient être pris que très occasionnellement. Que votre démarche bénéficie à toute la famille ! Se reprendre en main passe, là aussi, par la relance d'une activité physique douce.

D'autres facteurs peuvent également jouer...

Le facteur génétique

S'il y a une tendance à être « gros » dans la famille, surtout à partir d'un certain âge, il faut tout simplement être vigilant, il n'y a aucune raison d'être fataliste. Les facteurs environnementaux et le style de vie priment sur la génétique. Dans nombre de situations, la part de l'hérédité est relativement modeste.

L'exposition à des substances chimiques

L'exposition aux perturbateurs endocriniens a pu se faire à votre insu, dès la petite enfance, ou même avant ! Il n'est jamais trop tard pour limiter l'exposition à de multiples substances qu'il faut apprendre à identifier[4]. Renforcer sa vigilance vis-à-vis des substances chimiques de son environnement est la clé d'une bonne hygiène de vie. Certains médicaments peuvent aussi majorer les risques de surpoids (cortisone, certains antidiabétiques, antidépresseurs…). Parlez-en à votre médecin.

La sexualité

On voit parfois en consultation médicale des personnes en surpoids ou obèses qui ont une vie sexuelle peu épanouie. On observe aussi, quel que soit l'âge, que la prise de poids peut être l'expression inconsciente d'une défense contre la sexualité (comme d'autres utilisent les migraines, la fatigue…). La diversité des situations est telle qu'il est impossible de donner des conseils standard. Mais, dans tous les cas, **le mal-être peut être à la source d'une forme de compensation par la nourriture.** Il ne faut pas hésiter à en parler à votre médecin traitant, tenu par le secret médical. Il pourra vous orienter le cas échéant vers un sexologue pour vous aider à surmonter une mauvaise passe. Du point de vue neurobiologique, si l'on réduit l'apport alimentaire, on recherchera l'optimisation de la sécrétion de dopamine dans de nouvelles sources de plaisir, comme l'amélioration ou la redécouverte d'une sexualité épanouie. Il faut garder en tête que la nourriture est avant tout une satisfaction orale, comme la succion du sein de la mère : on n'échappe pas à sa condition de mammifère et d'humain !

> Quelle que soit la situation, il faut vous préparer psychologiquement à certains changements dans votre vie : **vous détacher d'une certaine forme de surinvestissement alimentaire, vous distraire plus, chasser rapidement les pensées sur la nourriture lorsqu'elles surviennent**.

2e ÉTAPE • Je me déconditionne de la nourriture industrielle • 3 semaines

Une certaine forme d'alimentation industrielle, on l'a vu, pose des questions **sur le plan toxicologique** à cause des ajouts inconsidérés d'additifs en tous genres dont les interactions entre eux ne sont pas maîtrisées, de la possible présence de molécules suspectes issues de la migration de divers éléments des emballages dans les aliments, et du risque de présence de résidus de pesticides (les normes admises sont bien souvent obsolètes).

Sur le plan diététique, l'alimentation ultratransformée, à tendance grasse, salée, sucrée, appauvrie en vitamines et éléments minéraux et en fibres, favorise une multitude de troubles et de maladies bien identifiés. Au-delà du poids, différentes études ont montré que cette alimentation industrielle favorise les dépressions. Par ailleurs, l'excès de sucre semble engendrer l'agressivité[5] : « D'autres recherches ont établi un lien entre la consommation régulière de soda (boissons très sucrées) et l'agressivité chez les enfants. [...] Le même effet est observé en milieu psychiatrique, où l'excès de sucre favoriserait les crises d'agressivité chez certains patients. » Toutes ces données sont connues, elles ne sont pas confidentielles, pourtant elles ont peu d'impact sur les décisions publiques vis-à-vis de certains industriels.

Sur le plan moral, cette forme d'alimentation industrielle est très critiquable, la logique productiviste impliquant notamment l'élevage d'animaux dans des conditions souvent peu acceptables.

Sur le plan écologique, enfin, cette logique conduit à la destruction de la biodiversité, des ressources en eau potable, à la disparition des petits producteurs paysans…

Quel que soit votre profil, l'étape du déconditionnement vis-à-vis d'une certaine forme d'alimentation industrielle est indispensable[6]**.**

Le déconditionnement doit durer **au minimum trois semaines.**

Vous n'avez qu'un effort à faire : **ne plus acheter de produits industriels de type malbouffe, incorrectement emballés…** Cela est tout de même assez aisé à mettre en pratique !

Mieux choisir vos produits alimentaires ne veut pas dire que vous dépenserez plus sur la globalité de votre « panier » moyen, puisque vous ferez des économies en n'achetant plus de produits nutritionnellement inutiles.

Mieux choisir vos produits alimentaires ne veut pas dire céder à la névrose des calories. Sans négliger totalement cette dimension, il n'est pas nécessaire de faire une estimation calorique comptable fine de ce que vous absorbez. Le surpoids était quasiment inconnu chez le chasseur-cueilleur, comme chez les peuples qui ont conservé leur mode de vie traditionnel avec une alimentation naturelle et une activité physique suffisamment intense. Ils ne comptent pas leurs calories alimentaires et, malgré cela, comme le rapporte l'anthropologue Jared Diamond à propos de certaines peuplades de la Nouvelle-Guinée : « Parmi les nombreuses choses qui m'impressionnèrent chez mes hôtes, il y avait leur condition physique : minces, musclés, actifs physiquement, ils ressemblaient tous à de sveltes culturistes[7] [...] ».

Une journée végétarienne sans viande ni poisson par semaine, au-delà de la durée de votre sevrage, a l'avantage de vous faire réfléchir à la façon de se nourrir uniquement avec des végétaux, qui ont tendance à manquer dans l'alimentation contemporaine. Les protéines seront apportées par les produits laitiers frais (c'est-à-dire yaourts, fromages blancs, faisselles...) et les œufs, également par des légumes secs (lentilles, pois cassés, haricots...).

J'arrête	Je remplace par
Boissons industrielles à type de jus divers (même ceux sans sucre ajouté) sucrés ou édulcorés.	Eau du robinet ou minérale, plate ou gazeuse, thé, tisane, fruits frais pressés maison.
La grande majorité des produits industriels hypertransformés sont gras, salés, sucrés, bourrés d'additifs : plats préparés, desserts industriels, biscuiteries, viennoiseries industrielles...	Produits uniquement bruts, frais de préférence, surgelés (en conserve de type bocaux, éventuellement en dépannage). Concernant les desserts, les quatre-quarts, tartes maison... sont autorisés occasionnellement (jamais plus d'une fois par semaine) avec l'adjonction de très peu de sucre et de différentes épices (cannelle, vanille...).
Fromages secs et salés, tous doivent être mis de côté dans cette première étape, compte tenu de leur charge calorique. (Généralement ils peuvent être réintroduits après 3 semaines, essentiellement le week-end et en petite quantité.)	Yaourts, fromages blancs, faisselles, brousse et autres produits laitiers frais (à prendre idéalement nature, mais peuvent être aromatisés avec des épices – cannelle, vanille... – ou un peu de compote, de préférence maison, dans tous les cas sans sucre ajouté). Inutile de les prendre « 0 % », leur peu de saveur n'engendrera que frustration.
Produits industriels à base de céréales raffinées : biscuits, céréales du petit déjeuner, pain blanc, pains de mie, viennoiseries diverses, pâtes.	Les galettes de riz sont autorisées, éventuellement les pains de boulangerie multicéréales ou complets en petite quantité (2 à 3 tranches par jour soit 40 à 60 g), mais en principe il est préférable de s'abstenir pendant 3 semaines de toute prise de pain.

J'arrête	Je remplace par
Produits conventionnels (risque de résidus de pesticides).	Produits bio, au moins pour les pommes, poires, pêches, la plupart des légumes, les œufs et les produits laitiers pour probablement diminuer le risque d'exposition aux résidus de pesticides de façon significative (voir *Le Livre anti-toxique, op. cit.*).

Trois règles pour vous aider

Premièrement : ne faire ses courses que le ventre plein. Un produit « désirable » le sera moins si vous possédez déjà un bon degré de rassasiement. En outre, toujours avoir à l'esprit que tout produit acheté, même s'il ne correspond pas à vos besoins nutritionnels, sera consommé : ne pas en avoir chez soi est la seule bonne solution !

Deuxièmement : limiter autant que faire se peut l'impact visuel des produits formatés par le neuromarketing pour vous les faire acheter. La meilleure des attitudes est tout simplement d'aller sur vos marchés de proximité, où vous ne pouvez être attiré que par les produits bruts, et non par les emballages, dont d'ailleurs le contenu ne correspond pas nécessairement au contenant (les photographies des emballages étant particulièrement travaillées et retouchées). Les courses au supermarché restent possibles, mais il faut commencer par vous rendre aux rayons fruits et légumes, boucherie, poissonnerie, et ensuite vite traverser le rayon des produits d'épicerie pour limiter l'achat de ces produits.

Troisièmement : le cerveau étant à ce point manipulable – répétons-le, sans que vous en ayez forcément conscience –, il faut lui **donner une impression d'abondance alimentaire. Disposez une corbeille de fruits colorés bien pleine sur votre table. En plus, en cas de fringale, vous pourrez toujours vous y servir sans culpabiliser.**

> Arriver à corriger ces situations défavorables est un impératif et un préalable à toute maîtrise durable du poids. La prise en charge de l'excès de poids et de l'obésité doit être donc conçue, vous l'avez bien compris, en termes de **sevrage progressif et doux**.

3e ÉTAPE • Je rééquilibre mon cerveau

Pour tenir bon lors de la phase de sevrage, il faut que les circuits du plaisir dans votre cerveau soient en parfait état de marche. En choisissant bien vos aliments, vous pouvez aider vos neurotransmetteurs à fonctionner parfaitement.

Les acides aminés

Les premières semaines de votre sevrage, dès la deuxième phase de déconditionnement, sont particulièrement critiques. En effet, une insuffisance en dopamine peut provoquer des envies irrépressibles de manger. Certaines plantes, comme l'aubépine, la mélisse, en tisane[8] peuvent vous apaiser. D'autres comme le *Rhodolia rosea* pourraient optimiser la concentration en neurotransmetteurs en limitant leur dégradation (à prendre en gélule de 250 mg, 2 à 3 par jour). Parmi ces neurotransmetteurs, la sérotonine est essentielle : c'est un régulateur de l'humeur qui contribue à éviter les dépressions, améliore le sommeil et est considéré comme un modérateur de l'appétit.

Les neurotransmetteurs, pour être correctement synthétisés par l'organisme, ont besoin de divers éléments, principalement certains types d'acides aminés (p. 184). Or, ces derniers ne sont pas tous fabriqués par l'organisme. Ainsi, la phénylalanine, indispensable à la synthèse de la dopamine, ne peut se trouver que dans certains aliments. Si la phénylalanine et la tyrosine, qui en est issue, ne doivent pas manquer pour que la dopamine puisse être fabriquée par l'organisme, un apport excessif n'augmentera pas sa concentration, mais risquera de perturber l'équilibre nécessaire dans l'absorption, la synthèse et l'utilisation des différents types d'acides aminés[9].

Parmi les produits riches en phénylalanine

Noix, amandes et les différentes graines
Œufs
Volaille (poulet, canard…)
Produits laitiers dont yaourts nature
Crustacés

Ces aliments ne sont pas très difficiles à trouver et leur effet pro-dopamine peut diminuer les fringales et donner de l'énergie. Ce n'est pas une raison pour les consommer en excès, bien sûr, mais introduire quelques noix et graines lors du petit déjeuner, par exemple, contribuera à votre équilibre alimentaire.

Autre acide aminé essentiel pour notre cerveau : le tryptophane, qui permet de synthétiser la sérotonine. On le trouve à peu près dans les mêmes aliments que la phénylalanine, mais aussi dans les légumes secs, la viande et le poisson ou le « petit-lait » (lactosérum), issu de la coagulation du lait qu'on trouve dans les yaourts. Le tryptophane est un acide aminé fragile qui peut être altéré en cas de forte cuisson, et il est absorbé dans l'intestin[10].

Il est indispensable d'éviter les aliments qui peuvent réduire la concentration en dopamine ou son efficacité : outre l'excès de consommation de produits à fort index glycémique, comme la farine blanche, il ne faut pas abuser de la caféine. Le cadmium, un polluant également présent dans le tabac, est à proscrire, une raison de plus pour éviter à tout prix de fumer.

Les sucres

Le principal carburant du cerveau, c'est le sucre. S'il en manque, le cerveau utilisera un carburant de moindre qualité : les cétones. Ce n'est pas un argument pour ajouter du sucre, car nos besoins sont bien moins importants que nos habitudes de consommation. Même en supprimant les sucres ajoutés, votre cerveau trouvera largement de quoi fonctionner dans les fruits et légumes ! Mais quand il s'agit d'alimentation, la règle est toujours de se méfier des excès, dans un sens comme dans l'autre.

Comment bien nourrir son cerveau

Composants	Principales sources alimentaires
Acides aminés indispensables	Œuf, noix, amandes et graines des légumes secs, riz, volaille, poisson, produits laitiers
Fer	Viandes et poissons
Vitamines, notamment B1, B6	Légumes secs, céréales complètes
Bon gras, aliments riches en oméga 3	Huile de noix et de colza, poissons gras (maquereau, sardine, anchois)

4e ÉTAPE • Je passe au sevrage • 1 mois

1
Si vous êtes « sucré »

Comment réduire l'apport en sucre ?
Objectif : zéro sucre ajouté pendant 1 mois

La phase initiale : zéro sucre ajouté

Lors de la deuxième phase de déconditionnement, vous avez cessé de consommer des produits industriels, desserts, gâteaux, etc., qui comportent tous beaucoup de sucres ajoutés. Vous avez aussi arrêté la confiture et le miel le matin, ainsi que le chocolat, ou fortement réduit leur consommation.

L'objectif de cette étape est maintenant de se rapprocher du zéro sucre ajouté.

Comptez pour cette phase en moyenne un mois.

Cela suppose d'arrêter aussi d'éliminer le sucre en morceaux et en poudre de votre table : inutile d'écarter les produits industriels qui en contiennent si vous en rajoutez de vous-même !

Que faire quand vous avez envie de sucré ? Mangez un fruit, quel qu'il soit. **Tous les fruits sont autorisés, même les bananes.** Peu caloriques, ils sont riches en vitamines, minéraux et en fibres et sont indispensables à un bon équilibre alimentaire. Le sucre du fruit, le fructose, a un index glycémique faible : il élève peu le taux de sucre dans le sang, en grande partie parce que celui-ci est emprisonné dans les fibres du végétal et, de ce fait, lentement assimilé au niveau de l'organisme[11]. On peut donc tout à fait consommer des fruits, entre trois et cinq par jour. Ce sont eux qui vont apporter naturellement à votre organisme le sucre dont il a besoin.

Zéro sucre ajouté : se rapprocher le plus possible de cet objectif demande une forte motivation, car il faut changer ses habitudes. Mais, surtout, il faut prendre conscience de tous les aliments qui peuvent contenir du sucre… Le tableau ci-dessous va permettre de vous y retrouver plus facilement : remplissez-le (il y a plusieurs réponses possibles).

Produits	Consommation		
	régulière	petite quantité	occasionnelle
Confiture*	☐	☐	☐
Miel	☐	☐	☐
Chocolat	☐	☐	☐
Céréales du « petit déjeuner »*	☐	☐	☐

Céréales fourrées « du petit déjeuner »*	☐	☐	☐
Muesli	☐	☐	☐
Barres céréales*	☐	☐	☐
Les pâtes à tartiner (chocolat...)	☐	☐	☐
Flan	☐	☐	☐
Mousse au chocolat	☐	☐	☐
Yaourt sucré, aux fruits	☐	☐	☐
Fruits au sirop en conserve	☐	☐	☐
Biscuits divers	☐	☐	☐
Gâteaux artisanaux et industriels ; viennoiseries (croissants...)	☐	☐	☐
Friandises diverses dont barres chocolatées	☐	☐	☐
Friandises de type bonbons	☐	☐	☐
Glaces industrielles	☐	☐	☐
Compotes**	☐	☐	☐
Sucre ajouté soi-même à différentes compositions (yaourt, fromage blanc...)	☐	☐	☐

* Teneur variable selon les marques.

** De nombreuses compotes contiennent très peu de sucre ajouté et sont autorisées. Les choisir sans édulcorants. Le plus sain, simple et économique reste de faire vous-même vos compotes sans sucre.

Quand on est attiré de manière compulsive par le sucré, on se tourne principalement vers des aliments plus que vers des liquides sucrés[12]. Il faut pourtant se méfier des sodas, des sirops et des jus de fruits : ils entretiennent une forme de confusion entre le boire et le manger et renforcent le goût pour le sucre. Décidément, on le répète, la plus naturelle et la meilleure des boissons pour l'homme reste l'eau !

Produits	Consommation		
	régulière	petite quantité	occasionnelle
Sodas	☐	☐	☐
Jus de fruits industriels (nectar, même les 100 % pur jus)	☐	☐	☐

Statistiquement, l'aliment sucré le plus désiré est de loin le chocolat ! Il faut dire qu'il associe gras et sucré. Bien qu'il ne fasse pas partie de l'alimentation traditionnelle du chasseur-cueilleur, nous avons pour habitude de le maintenir dans la ration, mais sans dépasser les 2 carrés de 5 g par jour (attention, sa consommation n'est pas obligatoire ! Il s'agit simplement de vous éviter une frustration trop forte et de conserver ce « petit plaisir sucré » auquel beaucoup sont attachés). Sur le plan calorique, l'apport est ainsi limité à 50 kcal. Si vous avez du mal à vous limiter à 2 carrés par jour, mieux vaut acheter du chocolat en portions individuelles : le geste nécessaire pour défaire l'emballage vous donnera un temps de pause propice à diminuer l'intensité de votre compulsion.

Comment optimiser concrètement la réduction de sucre à chaque repas dans cette phase de sevrage ?

Petit déjeuner et collation de matinée

Se maintenir dans l'une de ces options pendant un mois. Après le premier mois, un peu de confiture ou de miel (1 à 2 c. à café) pourront être réintroduits le week-end.

	Option 1 : sevrage ultra-doux	Option 2 : sevrage doux	Option 3 : sevrage plus soudain
Petit déjeuner	– œuf dur ou coque en alternance avec un blanc de volaille de qualité – 1 à 2 yaourts nature, ou du kéfir – éventuellement de fromage frais présenté en carrés (avec en option une tranche de pain, mais, mieux, une galette de riz) – fruit de saison ou compote	– 1 à 2 tranches de pain complet – 5 g de beurre (soit l'équivalent d'une demi-plaquette restaurant) – yaourt nature – fruit de saison	– 1 à 3 galettes de riz – 1 à 2 yaourts nature – fruit de saison
Collation* de fin de matinée, vers 11 heures	Fruits frais de saison	Fruits frais de saison	Fruits ou compote

* La collation du matin n'est pas obligatoire, elle est néanmoins utile pour beaucoup dans cette phase de sevrage, notamment pour les personnes ayant tendance à manger de façon excessive au cours de la journée. Elle permet de limiter les apports du déjeuner en réduisant l'intensité du « creux à l'estomac ».

Déjeuner

Après le premier mois, il conviendra de garder ces habitudes définitivement, mais elles seront à moduler en fonction du degré d'activité physique. Aucun produit avec sucre ajouté en dehors des compotes. Concernant les féculents et les fruits :

	Option 1 : sevrage ultra-doux	Option 2 : sevrage doux	Option 3 : sevrage plus soudain
Entrée	– Quelle que soit l'entrée, des morceaux de pommes ou des raisins secs peuvent être ajoutés	– *Idem*	– Entrée à base de crudités au printemps et l'été ; soupe en hiver (c'est une option) ; les entrées composées de légumes secs (lentilles, pois chiches…) sont autorisées

	Option 1 : sevrage ultra-doux	Option 2 : sevrage doux	Option 3 : sevrage plus soudain
Plat principal *Automne-hiver*	– Portions de féculents à type de riz, de légumes secs ou de pommes de terre (3 c. à soupe cuit environ) associées aux légumes frais cuits	– *Idem* avec une réduction des portions de féculents à 2 cuillères à soupe cuit	– Option 2 si pas de prise de féculents en entrée, sinon uniquement légumes
Printemps-été	– Portions de féculents 3 fois par semaine : 3 cuillères à soupe cuit	– Portions de féculents 2 fois par semaine : 2 cuillères à soupe cuit	– Pas de féculents pendant les 2 semaines de sevrage, prise uniquement de légumes frais à volonté, puis occasionnellement des féculents

Collation de fin d'après-midi

Pour tous, fruits frais et parfois secs pendant la durée du sevrage et au-delà. Collation vers 17 h 30 en automne et en hiver ; vers 18 h 30 au printemps et en été. Pour beaucoup, les fruits sont mieux tolérés en dehors des repas.

Fruits : un à deux, de saison, type poire et mandarine l'hiver, brugnon et une tranche de melon l'été. En cas de « faim », prise d'une banane entière, parmi les deux fruits. Toujours bien boire ensuite (eau, tisane, thé…), cela aide à faire gonfler les fibres végétales et à donner un sentiment de rassasiement et de satiété. Cette collation est essentielle, car elle permet de dîner plus sereinement et de moins manger.

Option n° 1 : compote à la place des fruits. La prise de yaourt nature sans sucre ou équivalent est également possible.

Option n° 2 : la prise de quelques fruits secs (3 à 5) mais gare à ne pas en consommer en excès, car la tentation est souvent forte.

Le goûter des enfants : pain complet ou multicéréales, un peu de chocolat (2 à 3 carrés selon l'âge), des fruits ou compote.

Dîner

Pour tous, pendant la durée du sevrage, le dîner ne comprend aucun produit avec sucre ajouté, sauf éventuellement une compote. Concernant les apports en glucides :

> – Pas de féculents, sauf en cas d'activité physique assez intense et en période de grand froid.
>
> – En dessert : fromage blanc à volonté pouvant être associé à des compotes variées ou à des fruits de saison.

Pour aromatiser les produits laitiers nature (yaourt, fromage blanc, faisselle, brousse, etc.), la règle est d'utiliser une compote ou des épices comme la cannelle, la vanille, le gingembre moulu, l'anis étoilé, mais également des extraits naturels, notamment d'huile essentielle, à raison de 1 à 2 gouttes par portion. La prise de chocolat que nous venons d'évoquer, 1 à 2 carrés – 10 g – par jour au maximum (pas nécessairement tous les jours), peut avoir lieu quand vous le souhaitez dans la journée : certains l'apprécient au café à midi, d'autres en soirée.

Après la phase initiale

Au bout de trois semaines à un mois, votre sevrage est bien amorcé : vous n'avez plus autant envie de sucré. C'est gagné ! Vous pouvez alors consommer de temps en temps quelques produits sucrés en petite quantité (une boule de glace, une petite pâtisserie...). Chez certaines personnes, pendant et après le sevrage, l'arrêt absolu de tout produit avec sucre ajouté est trop brutal, notamment en cas de forte sensibilité émotionnelle. Si c'est votre cas, vous pouvez toujours consommer un peu de confiture le matin (une cuillère à café, pas plus). Mais, normalement, un peu de chocolat comme nous l'avons exposé et, régulièrement, des bananes, devraient suffire à vous caler et à vous faire plaisir.

Ne pas rechuter

Attention, maintenant, vous n'êtes plus aussi dépendant, mais toujours vulnérable. Il faut rester extrêmement vigilant pour ne pas rechuter. Et il peut être difficile d'estimer vous-même ce qui est, à ce stade, une consommation modérée et occasionnelle de sucres. Cette notion varie d'une personne à l'autre[13]. L'essentiel est de rester très prudent en prenant de petites portions très occasionnellement. Le pire serait de réactiver les circuits de la dépendance, c'est-à-dire faire baisser votre niveau d'efficacité de dopamine et repartir dans le cercle vicieux dont vous venez de sortir.

J'insiste sur le fait que vous trouverez du sucre dans les fruits, mais aussi dans certains légumes et épices à la saveur sucrée. Cela vous permettra de diminuer les produits sucrés en douceur sans lutter. La compensation peut aussi se faire par quelques fruits secs dans la journée – sans en abuser, c'est là la difficulté –, c'est-à-dire ne pas dépasser 3 à 5 d'un mélange de figues, abricots, dattes (à choisir sur leur branche, au contraire des dattes brillantes et dodues qui ont été trempées dans du sirop de glucose et sont hypersucrées). Quant aux « fruits » dits oléagineux, ce sont des graines : noix, amandes, noisettes. Elles sont conseillées pour leur apport en acides gras oméga 3 et en certains acides aminés essentiels, comme nous l'avons vu, mais il ne faut pas en abuser car elles sont fort caloriques (400 kcal pour 100 g).

Se sevrer du sucré n'est pas très compliqué, mais cela demande de la détermination, bien sûr, mais aussi de s'assurer que les apports caloriques sont suffisants pour ne pas vous frustrer ni induire un manque psycho-organique à l'origine des rechutes. Il faut privilégier les fruits frais, mais ne soyez pas dogmatique : en cas d'envie de sucré dans la journée, et selon votre degré d'activité physique, vous pouvez ajouter une tranche de pain supplémentaire au petit déjeuner et, éventuellement, un peu plus de féculents à différents repas. Évitez toutefois les pâtes et les produits céréaliers transformés ainsi que les préparations à base de farine blanche, à index glycémique élevé, prenez plutôt les graines brutes : légumes secs, riz complet. En toutes circonstances, le mot d'ordre est la mesure.

> L'attirance pour le sucré dans la journée se produit souvent à partir du milieu de l'après-midi, et est généralement due à des apports alimentaires insuffisants au déjeuner ou à l'absence de collation adaptée. Ne succombez pas à ces « fringales » de fin d'après-midi en les calmant par du sucré qui fait grossir. La solution de prévention est simple : mangez un peu plus et mieux le midi, mais sans dessert autre que les fruits frais ou des produits laitiers type yaourt ou fromage blanc.

Par ailleurs, pour éviter les rechutes, l'environnement général doit être favorable. Il faut apprendre à apprendre à dominer son stress, ses émotions, et travailler sur soi-même, avec ou sans un thérapeute, sur l'image qu'on se fait de la nourriture.

Faux sucre = faux ami

Pour continuer à consommer du sucre, vous pouvez être tenté de vous reporter sur les édulcorants ou faux sucres. Toutes les publicités vous présentent les produits light comme « la » solution. Bien sûr, on ne précise pas que le faux sucre coûte beaucoup moins cher à fabriquer que le sucre, que son stockage est moins volumineux et les manipulations qu'il exige réduites :

c'est donc davantage de profit pour les industriels. Mais en ce qui vous concerne, deux questions se posent : les édulcorants sont-ils utiles pour contrôler son poids ? La réponse est non, ils n'ont jamais fait preuve de leur efficacité, entretiennent le goût du sucré et incitent à manger plus, car on est déculpabilisé de prendre des produits « allégés ». Deuxième question : sont-ils toxiques ? Une étude récente, menée par l'Inserm[14], a souligné que la consommation régulière d'édulcorants augmentait le risque de survenue de diabète. Par ailleurs, des études alertent[15] sur leurs effets potentiellement négatifs.

Les différents types d'édulcorants

Édulcorants intenses	Aspartame, acésulfame K, cyclamate, saccharine, sucralose, stévia
Édulcorants de charge	Mannitol, xylitol, sorbitol, maltitol (polyols)

Que penser des compléments alimentaires ? La logique est la même : leur intérêt reste à démontrer et, pour certains d'entre eux, il subsiste bien des interrogations sur leur toxicité. Par ailleurs, méfiez-vous de certains compléments censés aider à « maigrir », disponibles à l'achat sur internet, alors qu'ils sont tout à fait interdits. Ils peuvent contenir des produits non autorisés, comme l'éphédrine, à l'origine de troubles du rythme cardiaque gravissimes.

Dans certaines circonstances, votre médecin peut vous prescrire un apport supplémentaire en vitamines ou en minéraux, par exemple du magnésium (magnésium, vitamine B6) en complément, pour prévenir les rechutes. Mais l'avis préalable d'un professionnel de santé est indispensable dans tous les cas.

Les fringales d'origine hormonale

Chez les femmes, il n'est pas rare qui surviennent des épisodes de fringale sucrée liés aux perturbations hormonales :

– Lors du cycle hormonal, avant les règles, on peut avoir de fortes envies de sucre et se jeter sur le chocolat ou les friandises sucrées. Dans ces situations, même en période de sevrage, prenez un peu de chocolat (toujours les 2 carrés par jour ; exceptionnellement, vous pouvez ajouter un troisième carré). Pour que ce carré calme la fringale, il faut prendre son temps, le laisser fondre lentement en bouche, le déguster. Si vous le gobez, il provoquera un plaisir trop fugace et ne comblera pas du tout l'envie de sucré. L'autre règle est de consommer, lors du déjeuner, davantage de protéines : des portions de poisson ou de crustacés plus importantes, de viandes maigres plus copieuses, un ou deux yaourts pour optimiser les taux de neurotransmetteurs, et beaucoup plus de légumes frais, cuits ou crus. Évitez les légumineuses en trop grande quantité (lentilles…) :

elles contiennent des phyto-œstrogènes qui peuvent aggraver un syndrome prémenstruel. Certaines études notent que « plus un pays compte de supermarchés et de fast-food, plus les femmes ont de syndromes prémenstruels et de troubles de la ménopause[16]». Si vous avez repéré que vous êtes particulièrement vulnérable pendant cette phase, redoublez de vigilance et prenez soin de vous : dormez bien, déstressez-vous et mangez suffisamment, mais pas n'importe quoi, pour bien équilibrer la chimie de votre cerveau.

– Lors de la ménopause, il faut faire très attention à ne pas se laisser tenter par les sucreries. Pendant cette période, des suées nocturnes peuvent perturber le sommeil, l'émotivité s'accroît. Il ne faut pas hésiter à en parler à votre gynécologue, qui peut prescrire des hormones naturelles. Ce traitement hormonal de la ménopause améliore la qualité de vie. Se réfugier dans la nourriture et les sucreries ne résout rien, bien au contraire : grossir contribue à avoir une image de soi négative. Il est nécessaire de maîtriser ses envies de sucré, notamment en exerçant une activité physique douce très régulière et, comme dans le cadre du syndrome prémenstruel, en ne négligeant pas les protéines et les légumes. Les fruits sont également toujours les bienvenus, notamment pour procurer le goût sucré. Les plantes comme la vigne rouge ou l'hamamélis peuvent améliorer certains troubles circulatoires et les bouffées de chaleur quand elles sont désagréables[17]. Beaucoup de salades, de crudités, de légumes verts cuits, de brocolis, d'épinards doivent faire partie de votre alimentation quotidienne. Assaisonnez-les de citron et d'huile d'olive. Mettez des aliments protéinés comme le poulet et le poisson dans votre assiette.

2
Si vous êtes « salé »

Comment réduire l'apport en sel ?
Objectif : zéro sel ajouté pendant 2 semaines

La phase initiale : zéro sel ajouté

Les réels besoins physiologiques en sel sont estimés pour l'homme de 1 à 2 g par jour. L'Organisation mondiale de la santé préconise 5 g. Dans tous les cas, on est bien éloigné des 9 à 8 g consommés quotidiennement en moyenne en France. Heureusement, cette consommation a tendance à baisser grâce aux différentes campagnes de prévention. Néanmoins, de nombreuses personnes en surconsomment, jusqu'à 12 à 25 g par jour selon leur type d'alimentation, notamment chez les amateurs de frites, qui ingèrent 10 à 20 fois plus que les apports conseillés ! Souvent, l'attrait pour le sel s'accompagne de celui pour les matières grasses très caloriques. Le sel a aussi tendance à stimuler les prises alimentaires, c'est pourquoi chez les personnes âgées qui mangent insuffisamment, et ce, malgré d'éventuels problèmes cardiaques, on ne supprime jamais le sel de façon stricte.

Il est indispensable de commencer par réduire l'apport en sel ajouté.

Cette phase dure environ un mois en moyenne, avec une abstinence stricte les 2 premières semaines.

Pour se sevrer, il faut utiliser le sel de façon parcimonieuse en cuisine et ne pas mettre de salière sur la table. Les légumes, viandes et poissons n'ont franchement pas besoin de sel, ils contiennent déjà par eux-mêmes des éléments minéraux. Finalement, le sel ne devrait être ajouté qu'à l'eau de cuisson des pâtes et du riz. Les épices (poivre, thym, aneth, différentes herbes aromatiques) ont en revanche toute leur place dans la cuisine, nous y reviendrons. Pour vous aider à éliminer ou à fortement réduire de votre ration alimentaire les aliments les plus salés, auto-analysez-vous dans le tableau :

Produits	Consommation		
	régulière	petite quantité	occasionnelle
Chips	☐	☐	☐
Frites	☐	☐	☐
Biscuits apéritifs	☐	☐	☐
Beurre salé	☐	☐	☐
Poissons fumés	☐	☐	☐
Fromages secs	☐	☐	☐
Plats prêts à consommer (industriels)*	☐	☐	☐
Conserves*	☐	☐	☐
Charcuteries hors jambon (saucisson, rillettes…)*	☐	☐	☐
Jambon sec	☐	☐	☐
Jambon blanc	☐	☐	☐
Pain normal (si prise supérieure à 120 g, soit l'équivalent d'½ baguette)	☐	☐	☐
Viande fumée*	☐	☐	☐

* Teneur variable en chlorure de sodium.

L'attirance pour une nourriture salée peut être liée à l'apport insuffisant de certains aliments :

Apport insuffisant en certains aliments	Aliments le plus souvent consommés en excès
Fruits et légumes verts riches en vitamine C	Plats cuisinés en sauce, en friture
Graines (légumes secs…)	Alcool, café
Matières grasses crues d'origine végétale	Sel d'assaisonnement
Lait et ses dérivés	Graisses saturées de piètre intérêt

Limiter les apports en sel réduit *de facto* pour la majorité des personnes les apports caloriques. Insistons sur le fait qu'il est aisé de supprimer ou réduire les charcuteries, les fromages secs. Ces derniers sont à remplacer par des produits laitiers frais comme les yaourts, le fromage blanc, la faisselle ou la brousse. Les légumes sont généralement plus appréciés par les amateurs de sel que les fruits, ce qui n'empêche pas d'en consommer au moins deux par jour. Voici la marche à suivre :

Pendant 2 semaines	Abstinence complète de sel* (alimentation sans sel strict) : pas d'ajout de sel et pas de produits à forte concentration en sel (p. 103). Choisir en priorité les aliments les plus pauvres en sel (p. 107).
Pendant les 2 semaines suivantes	Un des repas de la journée sans sel strict. Pour l'autre : – plus de salière sur la table, – réduire le sel dans les préparations culinaires.
Ensuite, définitivement	Rester très prudent sur la consommation des aliments naturellement salés et fuir les ajouts de sel.

* Avec une alimentation sans sel strict, la compensation se fait avec les épices.

Après la phase initiale : stimuler les papilles gustatives

Tout le monde n'est pas égal sur le plan gustatif : le nombre de papilles gustatives réellement « fonctionnelles », discriminants du goût, est variable d'une personne à l'autre. Ainsi, certaines personnes ont un goût plus aiguisé et mettent moins de sel dans leur alimentation. Mais, pour tous, il est possible d'apprendre à apprécier les différentes saveurs des aliments sans sel ajouté. Après la phase de 2 semaines de sevrage, continuez à prendre l'un des repas de midi ou du soir sans sel strict pendant quelques semaines : vous allez redécouvrir progressivement la saveur naturelle des aliments. Par ailleurs, plus vous mangerez lentement, plus les aliments seront imprégnés de salive, mieux vous apprécierez leur valeur gustative. Il faut bien sûr toujours choisir des produits de qualité, mais **à budget constant, en mangeant moins, vous mangerez mieux** ! Cette démarche vous déconditionnera durablement du sel.

Une des astuces est de consommer des **épices**. Historiquement, on en a toujours beaucoup consommé, notamment au Moyen Âge. Leur avantage principal aujourd'hui est qu'**elles permettent de réduire la consommation de sel** – et de sucre –, qui participe au développement de toutes ces maladies dites de civilisation. Le tableau des épices et leurs différents types d'usage culinaire est détaillé (p. 153-156).

Les aliments les plus pauvres en sel

- Légumes frais (haricot vert, tomate, épinard…)
- Fruits frais (orange, poire, pomme, raisin…)
- Huiles végétales et fruits oléagineux (noix, amande…)
- Légumes secs (lentilles, petits pois…)
- Fruits secs (abricot, pruneau…)
- Céréales (riz, dérivés du blé : pâte, semoule…)* et pain sans sel
- Viande, œufs frais, poisson**
- Lait frais
- Aliments diététiques « à teneur réduite en sodium »

Bien lire les étiquettes des plats préparés et des produits transformés : choisir ceux contenant moins de 1 g de sel pour 100 g d'aliment.

Attention : parfois n'est indiquée que la teneur en sodium :

- 1 g de sodium = 2,5 g de sel
- 1 g de sel (NaCl) = 0,4 g de sodium

La simple mention « sel » dans la liste des ingrédients peut cacher de fortes concentrations.

* Aliments dont la cuisson se fait le plus souvent avec des ajouts de sel, il convient d'en bien contrôler les apports.

** Le poisson de mer n'en contient pas plus que celui d'eau douce.

3
Si vous êtes « sucré et salé » ou « salé et sucré »

Vous avez trop souvent envie de manger
Objectif : apprendre à manger mieux et moins pendant 3 semaines

Dès la deuxième phase de déconditionnement, vous avez changé votre comportement. Cette troisième phase de sevrage va entériner cette révolution comportementale en douceur. Si vous avez tendance à manger trop et trop vite, voici la marche à suivre que nous vous proposons. **Une fois cette étape de 3 semaines passées, vous pouvez la prolonger 1 à 2 semaines de plus.**

J'inverse l'ordre d'un des repas pendant 3 semaines

C'est excessivement simple à mettre en place et cela modifiera profondément vos habitudes. Il suffit simplement d'accepter la surprise des autres à table. Il n'est indiqué nulle part qu'on doive suivre l'ordre des plats conventionnel actuel : entrée et plat plutôt salés, dessert sucré. Si vous commencez le repas par un fruit, ensuite un yaourt, vous enchaînerez beaucoup moins facilement sur un plat de pâtes et de viande fumante ou de poisson ; il y a fort à parier qu'une salade composée suffira, voire de simples crudités. Ainsi, vos apports alimentaires seront profondément réduits, tout en assurant un équilibre nutritionnel suffisant !

Cette méthode d'inversion de l'ordre des plats peut aussi s'appliquer aux personnes « sucrées ». Elle a en effet une justification psychologique puisque les personnes mangeant généralement trop et appréciant le sucré gardent le « meilleur » pour la fin. Faites l'inverse, commencez par cela, vous mangerez forcément moins.

Je limite la taille des portions

Réduire la taille des portions est un grand classique. Comment faire ?

– Réduire progressivement les quantités mises dans l'assiette. Par exemple, le matin, passer de trois à deux tartines, ou de deux à une, selon votre appétit.
– Étalez les aliments dans votre assiette en en mettant moins. Quelle différence ressentie entre absorber trois cuillères à soupe de purée au lieu de quatre ? Aucune. Il en est de même pour tous les aliments et préparations.
– Manger dans une petite assiette posée sur une grande[18].
– Ne vous servez que de petites portions. Vous savez que vous avez le droit de vous resservir si vous avez encore faim, vous pouvez donc en mettre moins dans votre assiette.
– Donnez à voir de la nourriture en abondance à votre cerveau : disposez des plats, une corbeille de

fruits, par exemple sur la table. La vue est toujours un facteur de conditionnement et d'orientation du comportement.

Je me prépare psychologiquement à manger moins

Lors de mes consultations, je rencontre beaucoup de patients qui mangent trop aux repas, trop de sucré notamment, parce qu'ils ont peur que « ça ne tienne pas suffisamment au corps » pour le reste de la journée : ils craignent d'avoir faim. En fait, c'est l'inverse qui se produit, on l'a vu : **manger trop augmente le risque de fringale.**

En même temps que vous vous conditionnez psychologiquement à réduire les portions, vous devez mener une vraie réflexion sur votre rapport à la nourriture et vous préparer avant chaque repas à ne manger que ce que vous avez imaginé préalablement. Il faut vous mettre dans l'état d'esprit qui correspond au juste apport de nourriture.

Je mange très chaud

Si des astuces psychologiques permettent la mise en place de « warning » cérébraux, ce n'est pas toujours suffisant. Trop nombreux sont ceux qui, en mangeant trop, mangent également de façon extrêmement rapide. En revanche, le fait de présenter des plats fumants oblige à attendre. C'est une manière simple qui aide à mieux maîtriser les pulsions alimentaires. Si, en plus, vous êtes toujours dans la phase d'inversion de l'ordre des repas, nul doute que vous mangerez deux fois moins !

Je bois un grand verre d'eau avant le repas

Un verre d'eau au début du repas est bénéfique, il vous hydrate, assure un temps de pause avant de manger et aide à faire prendre du volume au bol alimentaire. L'eau gazeuse, pour ceux qui l'apprécient, majore l'effet ; idéalement, il faudrait la consommer issue de bouteille en verre.

5e ÉTAPE : Je ne rechute pas et je maintiens l'équilibre

Tenir bon, c'est facile sans se priver ! Une fois l'étape du sevrage passée, vous êtes non seulement déconditionné, mais réellement sevré par rapport au sucré et au salé, « guéri ». Vous vous apercevez que ce n'était finalement pas difficile si votre apport alimentaire est suffisant et si vous exercez une activité physique régulière. Il s'agit maintenant de « tenir bon » : cela ne signifie pas que vous devez éliminer tous les produits sucrés ou salés, **ce n'est pas une question d'abstinence, mais que vous devez restez hypervigilant sur les quantités, et ce, définitivement.** Continuez à vous faire prendre en photo. Il n'y a pas de phase dite de stabilisation. Vous êtes maintenant en rythme de croisière et en état d'équilibre : des écarts limités ne porteront plus atteinte à votre poids.

Mon tableau de bord

Dès la deuxième phase de déconditionnement, je vous conseille de tenir un tableau de bord, qui facilitera votre auto-coaching. En effet, prendre en note ce que vous mangez va vous permettre de prendre conscience de la réalité de votre rapport à la nourriture, de ce que vous mangez vraiment, quand et comment, et donc de mieux gérer vos apports alimentaires. La consigne est aussi de vous y remettre au moindre risque de rechute et, *a fortiori*, dès la première alerte. Sur ce carnet de bord, indiquez aussi votre humeur, vos émotions et votre degré d'activité physique. Cela vous aidera dans votre stratégie de contrôle et de perte de poids.

_/_ / 20-	Petit déjeuner	Déjeuner	Dîner	Collation(s)
Lieu du repas				
Horaire				
Faim avant les repas (0, +,++,+++)				
Détail du repas				
Humeur				
Activités physiques				

La perfection n'existe pas

J'insiste sur le fait que la perfection n'existe pas : il ne faut pas que vous ayez d'objectifs irréalistes, mais que vous installiez dans la durée les bonnes habitudes que vous venez de prendre. Ayez conscience que les rechutes peuvent être dues à plusieurs causes. Parfois, la facilité avec laquelle on perd du poids incite à s'imposer des restrictions plus prononcées pour arriver à un objectif pondéral chiffré qui n'est pas forcément en adéquation avec votre physiologie. **C'est votre corps et non votre tête qui décide de votre poids de forme en fonction de votre âge et de multiples paramètres.**

Éviter les erreurs stupides

Vous l'avez compris, la clé du succès pour maigrir sans lutter est de toujours se placer dans un état d'esprit favorable dépend de vous, et de vous seul ! Ainsi, gardez toujours en tête que **l'acte d'achat des aliments est un moment crucial** : vous pouvez parfaitement le contrôler. Tout ce que vous achèterez d'inutile sera consommé. J'insiste, car la plupart des rechutes sont dues à des achats alimentaires inadéquats. Aussi, soyez hypervigilant afin de ne jamais recommencer à stocker chez vous des produits à proscrire, sucrés ou salés, selon votre tempérament. Passez rapidement devant une boulangerie ou une pâtisserie, évitez de « saliver » devant les gâteaux. Quand vous vous y rendez pour acheter du pain, allez-y le ventre bien plein, les gâteaux et sucreries seront moins désirables. Procédez de la même manière pour les charcuteries et les fromages si vous êtes « salé » et que vous vous rendez dans une boucherie ou au supermarché. Il suffit de tenir bon pendant les quelques secondes où vous passez commande !

Créer les conditions favorables

Vous traverserez avec plus de facilité la phase de sevrage si votre entourage vous y aide ou y participe. Une démarche familiale, menée avec votre conjoint, mais également avec vos enfants, sera non seulement plus efficace, mais bénéficiera à tous. Il ne s'agit pas de mettre toute la maison au régime, mais de donner de bonnes habitudes alimentaires à tous. Inutile de laisser les enfants manger en excès des aliments et des boissons sucrés (bonbons, biscuits, glaces...) ou des mets salés et gras. Toute démarche de contrôle du poids réussie suppose l'implication enthousiaste de tous.

N'hésitez pas aussi en parler à votre médecin traitant, qui vous encouragera. Un mode de vie mieux adapté, en plus de l'activité physique, est indispensable : dormir suffisamment et apprendre à faire face aux situations les plus stressantes vous aidera à ne pas compenser en mangeant. Cela ne signifie pas que vous devez fuir les problèmes, mais vous ne devez pas en créer, et résoudre sereinement ceux qui se posent.

Vous avez le pouvoir d'orienter de façon positive votre vie et celle de votre famille, utilisez-le !

Gérer le « manque »

Peut-être ressentez-vous par moments un « manque », dont il est important de signaler qu'il peut arriver à retardement. Vous devez en permanence rechercher des compensations hédoniques en fonction de vos goûts et envies (loisirs adaptés, détente…). Sur le plan alimentaire, variez vos menus et, surtout, faites-le avec bonne humeur !

Pour certaines personnes, en particulier les hommes, après une phase de perte de poids, peuvent réapparaître des « envies » de manger plus. Dans ces situations, vous pouvez augmenter sans crainte les rations de certains aliments. Vous pouvez toujours aussi recommencer à inverser l'ordre des prises alimentaires au cours de l'un des repas de la journée.

Portions alimentaires pouvant être augmentées sans crainte

Volaille
Légumes frais cuits et crus*
Fruits
Yaourts, fromages blancs, faisselle…

* Mais pas les féculents, sauf si vous augmentez votre activité physique.

Gérer les écarts

Lors d'un repas de fête, si vous êtes invité (anniversaire, mariage...), ne vous marginalisez pas, mangez de tout, mais en petite quantité, cela ne portera pas atteinte à votre sevrage. En cas d'excès vraiment important, la règle est de compenser au cours des repas suivants par :

– blanc de poulet,
– yaourt ou fromage blanc,
– fruit,

et ce, sur un à deux repas, selon l'importance de l'écart. L'aide est à la fois calorique et psychologique, car elle permet de déculpabiliser et de participer pleinement aux repas festifs.

D'une manière générale sont autorisés

– Le chocolat, oui ! Mais, idéalement, continuez à ne pas dépasser les 2 carrés par jour.

– La prise d'un petit peu de confiture ou de miel le week-end et éventuellement en semaine ; prise occasionnelle d'un gâteau ou d'un biscuit, mais ne jamais en avoir chez soi pour limiter les risques de tentation pour les personnes « sucrées ». De même pour les fromages et les charcuteries pour les « salés ». Mais vous pouvez en revanche en prendre chez des amis ou au restaurant.

– Il est possible de consommer des sorbets et des glaces en été, mais pas de façon quotidienne. L'idéal est d'avoir sa propre sorbetière afin d'ajouter les fruits bien mûrs en abondance et le sucre en quantité très faible. Vous devez avoir la même démarche pour de nombreux autres produits, sans que cela soit une contrainte.

L'alimentation nomade

Votre activité professionnelle ou d'étudiant vous laisse-t-elle souvent peu de temps pour déjeuner correctement ? Fréquenter de temps à autre restaurants et brasseries est compatible avec l'amaigrissement et ne met pas en péril le maintien de votre poids. Mais à deux conditions : la première, c'est de ne pas manger trop vite, « sur le pouce », vous devez prendre votre temps et bien mastiquer. La seconde, c'est de compenser le soir, soit l'excès d'apport calorique, soit le manque de fruits et légumes, comme nous vous l'indiquons. Et, dans tous les cas, n'oubliez jamais de prendre une collation de fruits frais en fin d'après-midi. Manger trop peu à midi n'est pas une bonne idée, car les fringales sont redoutables l'après-midi et conduisent à compenser au dîner. Autant que vous le pouvez, rendez-vous à pied à votre déjeuner.

<table>
<tr><th colspan="2">Je déjeune dans une sandwicherie</th></tr>
<tr><td colspan="2">Je prends
Plat :
Option 1 : Sandwich de préférence aux légumes crus ou cuits, sans mayonnaise, pain complet ou multicéréales. Si vous n'avez que peu de choix : jambon cru.
Option 2 : Salade composée, toujours avec des féculents comme le quinoa, la semoule, le maïs, le riz, ou des pommes de terre.

Dessert : Fruit ou compote. Ne pas prendre les brownies et assimilés et acheter un fruit pour la collation en fin d'après-midi.

Boisson : Eau plate ou gazeuse.</td></tr>
<tr><th colspan="2">Je compense le soir</th></tr>
<tr><td>Printemps-été</td><td>Automne-hiver</td></tr>
<tr><td>Assiette de crudités*
Poisson ou blanc de poulet
Tomates provençales, haricots verts (pas de féculents)
Fromage blanc à volonté
Pêche, abricot</td><td>Soupe de légumes**
Poisson : colin, truite... + assiette de légumes cuits de saison
Faisselle
Poire, orange ou compote</td></tr>
</table>

* Assiette de crudités : tomates cerises ou tomate cœur-de-bœuf, roquette, concombre, radis, carottes.

** Soupe de légumes : légumes de saison sans féculent, sauf un peu de pomme de terre comme liant.

Je déjeune dans une crêperie	
Je prends Plat : Simple galette jambon, fromage avec une salade verte. Dessert : Crêpe à la compote. Boisson : Eau, cidre en petite quantité.	
Je compense le soir	
Printemps-été	Automne-hiver
Petite assiette de crudités ou avocat vinaigrette au basilic Œuf au plat Mesclun Faisselle Pêche, abricot ou compote	Soupe de potimarron Omelette aux champignons Haricots verts (+ 1 pomme de terre selon la faim) Yaourt nature Poire, mandarine

<table>
<tr><th colspan="2">Je déjeune dans une pizzeria</th></tr>
<tr><td colspan="2">Je prends
Plat : Choisir de préférence une pizza végétarienne (prudence avec les autres : l'origine des jambon, poulet, chorizo n'est pas mentionnée). Attention à l'excès de fromage. Pas d'accompagnement.

Dessert : Café sans sucre (les salades de fruits sont rarement « maison » mais issues de préparations industrielles de fruits au sirop).

Boisson : Eau plate ou gazeuse.</td></tr>
<tr><th colspan="2">Je compense le soir</th></tr>
<tr><td>Printemps-été</td><td>Automne-hiver</td></tr>
<tr><td>Concombre, yaourt à la menthe
Bavette, oignons, haricots verts
Fromage blanc
Fraises</td><td>Chou-fleur en salade
Aiguillettes de canard (ou de poulet)
Brocolis, carottes
Orange</td></tr>
</table>

Je déjeune dans une brasserie	
Je prends Entrée : Assiette de crudités. Plat : Omelette aux pommes de terre, salade verte (sans excès de sauce). Dessert : Fromage blanc (rarement présenté nature, mais on peut le choisir même s'il est accompagné d'un coulis de fruits). Boisson : Eau plate ou gazeuse.	
Je compense le soir	
Printemps-été	Automne-hiver
Salade composée : laitue, crevettes, tomate, oignons, cœurs d'artichaut… (pas de féculent) Yaourt nature Fruit de saison ou compote	Soupe de cresson (ou autres légumes) Blanc de poulet Haricots verts Faisselle à la cannelle Poire

Je déjeune dans un restaurant traditionnel	
Je prends Plat : *Option 1* : Entrée au choix, pas de plat de résistance, dessert au choix (éviter ceux à la crème). *Option 2 :* Pas d'entrée, plat principal, idéalement à base de poisson, sans frites (pas de pain), pas de dessert, café sans sucre. Boisson : Eau plate, gazeuse, un verre de vin autorisé.	
Je compense le soir	
Printemps-été	Automne-hiver
Assiette de crudités Œuf dur Fromage blanc à volonté Salade de fruits de saison, feuille de menthe	Soupe de légumes Blanc de poulet Brousse Mandarine, pomme

<table>
<tr><th colspan="2">Je déjeune dans un restaurant à tapas</th></tr>
<tr><td colspan="2">Je prends
Plat : une petite assiette de tapas divers (plutôt de produits de la mer, filet de rouget, crevettes…). Je limite la prise de sauce au strict minimum. Accompagnés d'une salade verte, légumes croquants.
Dessert : Café sans sucre.
Boisson : Eau, occasionnellement un petit verre de sangria.</td></tr>
<tr><th colspan="2">Je compense le soir</th></tr>
<tr><td>Printemps-été</td><td>Automne-hiver</td></tr>
<tr><td>Assiette de crudités
Fricassée de volaille
Haricots verts
Brousse
Brugnon</td><td>Soupe à la tomate
Steak 5 % de matière grasse ou tende de tranche, endives braisées
Fromage blanc
Orange ou mandarine</td></tr>
</table>

<table>
<tr><th colspan="2">Je déjeune dans un restaurant chinois</th></tr>
<tr><td colspan="2">Je prends
Entrée : Raviolis vapeur.

Plat : À base de crevettes et légumes chop suey (éventuellement riz blanc) en accompagnement.

Dessert : Mangue fraîche mais éviter les desserts préparés.

Boisson : Eau plate ou gazeuse. Profitez-en pour prendre un thé au jasmin qui a de nombreuses vertus.</td></tr>
<tr><th colspan="2">Je compense le soir</th></tr>
<tr><td>Printemps-été</td><td>Automne-hiver</td></tr>
<tr><td>Radis rouges
Assiette de légumes cuits (aubergines, poivrons…)
Faisselle
Fraises, nectarines</td><td>Salade de mâche aux noix
Blanc de poulet, haricots verts, fenouil
Fromage blanc à la cannelle
Poire</td></tr>
</table>

<table>
<tr><th colspan="2">Je déjeune dans un restaurant japonais</th></tr>
<tr><td colspan="2">Entrée : Soupe miso.
Plat : Sushi en quantité modérée selon vos goûts.
Dessert : Café sans sucre. Le choix des desserts est généralement limité (les lychees en conserve sont d'un piètre intérêt gustatif et qualitatif).
Boisson : Thé, eau plate ou gazeuse.</td></tr>
<tr><th colspan="2">Je compense le soir</th></tr>
<tr><td>Printemps-été</td><td>Automne-hiver</td></tr>
<tr><td>Assiette de crudités
Fromage blanc
Melon, pastèque</td><td>Potage aux légumes
Haricots verts, oignon, carottes
Yaourt nature
Pomme, poire</td></tr>
</table>

<table>
<tr><th colspan="2">Je déjeune dans un kebab</th></tr>
<tr><td colspan="2">Je prends
Plat : une assiette kebab (pour éviter le pain) sans frites accompagnée de salade verte.
Boisson : Eau plate ou gazeuse.</td></tr>
<tr><th colspan="2">Je compense le soir</th></tr>
<tr><td>Printemps-été</td><td>Automne-hiver</td></tr>
<tr><td>Assiette de crudités.
Œuf dur
Yaourt
Fruit de saison</td><td>Assiettes de légumes cuits braisés
Fromage blanc
Orange ou pomme</td></tr>
</table>

<table>
<tr><th colspan="2">Je déjeune dans un fast-food</th></tr>
<tr><td colspan="2">Je prends
Plat : Le burger le plus petit et avec le moins de sauce possible. Il est de plus en plus courant de trouver des burgers « haut de gamme » avec des produits de qualité dans des restaurants traditionnels, où vous pouvez les demander sans sauce. En accompagnement : salade. Éviter les « potatoes » ou les frites et, si impossible ou tentation trop forte, ne choisir que les petites portions.

Dessert : Fruits frais en morceaux (proposés dans un grand nombre de ces lieux de restauration).

Boisson : Eau plate ou gazeuse, pas de soda ou jus industriels, insistons bien sur ce point.</td></tr>
<tr><th colspan="2">Je compense le soir</th></tr>
<tr><td>Printemps-été</td><td>Automne-hiver</td></tr>
<tr><td>Assiette de crudités
Filet de poisson (sardine)
Courgettes, aubergines
Yaourt nature
Abricots (2 à 3)</td><td>Soupe de lentilles
Blanc de poulet, endives braisées
Salade verte
Yaourt nature
Compote pomme, mangue</td></tr>
</table>

L'IMPORTANCE DE L'ACTIVITÉ PHYSIQUE

C'est une évidence pour tous : il est nécessaire d'avoir une activité physique régulière pour être en bonne santé. L'homme est fait pour être en mouvement, debout et dehors, et non sédentaire, enfermé sur son lieu de travail ou à son domicile. L'activité physique doit être bien sûr adaptée à chacun d'entre vous en fonction de vos envies, de votre âge et de la météorologie ! **Le principe de base est qu'elle doit être douce.** Fini les exercices épuisants, l'envie de se surpasser qui, au final, procurent plus d'inconvénients que d'avantages (stress physique, blessures, épuisement). Le caractère collectif de l'activité est pour certains à encourager, car, si on peut toujours faire du vélo d'appartement, un peu de gymnastique à domicile, nombreux sont ceux qui ont besoin d'être stimulés en étant à plusieurs.

Quand la pratiquer ?

Se donner les moyens de mettre en pratique une activité n'est pas toujours simple. Comment la concilier avec votre vie professionnelle et sociale, avec vos enfants et votre conjoint ? Pour trouver le bon moment dans la journée, il faut faire de cette activité physique un moment essentiel dans votre emploi du temps.

– Le soir, après le travail ? Cela vous permettra de contrer la fatigue et vous évitera de consommer des « boosters » qui prétendent vous donner de l'énergie, comme le sucre ou les boissons énergisantes. Ces aliments, loin d'éliminer la fatigue, participent à accentuer le surpoids, les dépôts de graisse au niveau du ventre, la cellulite, etc.

– En fin d'après-midi ? C'est aussi possible selon vos disponibilités horaires, mais, l'hiver, les jours sont courts. Cela étant, au printemps et en été, lorsque les jours rallongent, il est toujours possible de s'octroyer ne serait-ce qu'une demi-heure de marche en fin de journée.

– Entre midi et 14 heures ? Les opportunités sont variables. Pour certains, la pause de midi est suffisante pour s'adonner à une activité physique ou sportive. Pour ceux qui courent, font du vélo ou de la gymnastique, il faut pouvoir se changer, voire se doucher. Ce n'est pas possible sur tous les lieux de travail, mais les gymnases et autres clubs vous en donnent la possibilité.

– Le matin ? De plus en plus d'adeptes, par exemple de la course à pied (les runners), adoptent cette attitude qui consiste à faire du sport le matin. Cela suppose de se réveiller un peu plus tôt, mais vous arrivez stimulé et détendu au travail.

– Le week-end ? C'est parfois la seule solution si votre mode de vie ne vous permet pas de prévoir un jour et un horaire précis dédiés à l'activité physique dans la semaine. C'est tout de même insuffisant.

L'idéal est de pratiquer une activité physique plusieurs fois par semaine, même pendant un temps réduit, car **c'est la régularité qui prime**. Pour ce faire, vous devez élaborer votre planning sur la semaine à l'avance. C'est nécessaire pour garder le bénéfice de la perte de poids, pour votre bien-être, et enfin pour votre santé : toutes les études montrent que les risques de maladies non transmissibles, diabète, maladies cardiovasculaires, et les différentes pathologies de civilisation, sont réduits par une activité physique régulière. Le simple fait de bouger dans la journée est déjà très positif : essayez de marcher le plus possible, garez votre voiture loin, évitez les ascenseurs, prenez le vélo le plus souvent possible pour vos courses, et idéalement pour aller travailler. Par ailleurs, la règle qui devrait être appliquée dès la jeune enfance consiste à ce que le temps passé devant un écran d'ordinateur ou de télévision soit compensé par un temps équivalent d'activité physique, idéalement quotidiennement.

Quelle activité physique choisir ?

Aller en salle de sport ou à la piscine est une bonne idée : pratique et rapide, cela vous permet de multiplier les séquences sportives.

Mais il est indispensable d'être suffisamment dehors. Pourquoi ? Pour la simple raison que les rythmes biologiques humains sont dépendants de ce qu'on appelle le nycthémère, l'alternance entre luminosité et obscurité. Or, nous sommes des animaux diurnes : nous avons besoin d'être exposés assez longtemps à la lumière du jour quotidiennement. Malheureusement, la physiologie naturelle est souvent perturbée par le rythme imposé par le travail (travail en horaires décalés, tôt le matin ou tard le soir, voire travail de nuit) et les transports en milieu confiné. Pour se sentir mieux et retrouver un bon équilibre pondéral, il est indispensable de resynchroniser vos propres rythmes biologiques en dépassant ou en réorientant ceux imposés par l'organisation sociale de la vie. C'est avant tout une question de volonté, ne soyez pas fataliste ! En prenant l'air, vous ressentirez mieux vos différentes sensations et vous serez plus proche de vos besoins, plus particulièrement la faim et la satiété.

L'intérêt de l'activité physique n'est pas tant la dépense calorique, qui reste modeste, sauf à faire de l'exercice de façon très intensive, mais bien la recherche d'une bonne resynchronisation des rythmes biologiques assurant une meilleure harmonie de vie et un meilleur contrôle du poids. Il est important de planifier du temps pour cela.

L'activité physique fait-elle maigrir ?

Les activités physiques d'endurance telle la course à pied, le triathlon, le cyclisme, etc., assurent une perte de la masse grasse plus importante que celles de type tennis, judo, mais tout dépend du degré d'entraînement. Pendant les vingt premières minutes, le corps utilise plutôt les sucres et le glycogène du muscle, qui est la forme de stockage des glucides. Après vingt minutes d'activité, les réserves en lipides du tissu graisseux commencent à être sollicitées. Il est couramment admis qu'à la fin d'un exercice modéré, le simple fait d'accélérer un peu son intensité, par petit « sprint » final par exemple, en fonction de vos capacités déterminées par un cardiologue, majore l'utilisation des graisses et leur fonte. **Toutes les activités d'intensité modérée et suffisamment prolongées utilisent comme substrat énergétique les lipides et participent donc à faire fondre le tissu graisseux.**

La mode actuelle est à la pratique d'une activité physique le matin à jeun. Des études ont en effet montré que les muscles allaient alors davantage chercher leur carburant dans les graisses. Attention, cette approche ne convient pas à tous et peut provoquer des malaises. L'idéal, en cas d'activité physique au petit matin, est de fractionner son petit déjeuner, par exemple en s'hydratant correctement avec un jus d'orange pressée associé à une tartine de pain ou des galettes de riz avant l'effort.

Puis, au retour, prendre une boisson chaude, un produit laitier, comme les yaourts, et des fruits (bananes, oranges, pêches...), et éventuellement reprendre des galettes de riz suivant le degré d'intensité de l'effort qui a été fourni.

J'insiste une dernière fois sur ce point essentiel : **même si vous n'êtes pas sportif, même si vous avez des préjugés, voire une réelle aversion envers l'activité physique, vous ne pouvez pas contrôler votre poids de manière efficace et durable sans une activité physique régulière (au moins de la marche active)**. Par ailleurs, au bout d'un certain temps d'entraînement, le fait de bouger provoquera dans votre cerveau une sécrétion d'endorphines (la morphine naturelle produite par votre corps) et vous procurera une sensation d'euphorie et de bien-être dont vous ne pourrez plus vous passer.

LA CHIRURGIE

La chirurgie esthétique

Maintenant que vous êtes déculpabilisé et que vous contrôlez votre poids, il vous faut accepter quelques imperfections. La chirurgie esthétique peut parfois être un recours, mais seulement à ce stade : ne tombez pas dans certains pièges*.

Il est important que vous preniez conseil auprès de votre médecin traitant ou de votre dermatologue et que vous vous renseigniez auprès des personnes de votre entourage ayant bénéficié d'un geste de chirurgie esthétique. Cela vous permettra de mûrir une décision à ne pas prendre à la légère. Assurez-vous que votre chirurgien plasticien possède un diplôme de chirurgie plastique, reconstructrice et esthétique.

Après un examen détaillé et approfondi, le chirurgien vous donnera des conseils adaptés et vous proposera des gestes opératoires destinés à corriger les imperfections physiques que vous lui aurez indiquées. Il s'agit

---

* Nous remercions notre confrère le docteur Jafaar Méziane pour son précieux éclairage.

d'une épreuve de vérité visant à éviter le recours à des solutions peu fiables, quoique médiatiquement très répandues. Une fois que vous a été remise la fiche d'information rédigée par la Société française de chirurgie plastique reconstructrice et esthétique, vous devez signer un consentement éclairé et un devis comprenant le coût exhaustif et détaillé de l'intervention. Un délai de 15 jours est obligatoire avant de pouvoir pratiquer une éventuelle opération.

Un projet de chirurgie d'amélioration de la silhouette peut être parfois l'élément déclencheur d'un processus d'amaigrissement. Mais il est nécessaire de bien continuer à respecter les règles hygiéno-diététiques : rappelons que la chirurgie ne peut en aucun cas se substituer à un régime alimentaire bien conduit et à une activité physique régulière.

La plus fréquente de ces chirurgies est la liposuccion. Elle consiste, par de très petites ouvertures, souvent cachées dans les plis naturels, à introduire une canule qui permettra l'aspiration d'amas graisseux localisés gênant l'harmonie de la silhouette. Elle s'applique à de multiples zones telles que la ceinture abdominale, les hanches, la culotte de cheval, les mollets ou le cou. C'est une excellente technique pour corriger des défauts modérés sur une silhouette convenable. La lipoaspiration viendra dans ce cas améliorer et compléter l'aspect final.

Ces interventions sont conditionnées par la trophicité et l'élasticité de la peau. Elles dépendent de certaines conditions générales telles que l'âge, la consommation tabagique, les amaigrissements répétés. Les résultats seront donc variables et il est important de le savoir.

La chirurgie esthétique corrige les stigmates du vieillissement, mais ne permet en aucun cas de les prévenir. Seule une hygiène de vie réduisant les agressions cutanées (tabac, soleil, mauvaise alimentation) contribuera à les retarder.

Elle concerne essentiellement le visage et le cou et consiste à corriger l'affaissement des tissus et les « excédents » graisseux cutanés entraînés par le vieillissement. Le chirurgien propose au patient un traitement personnalisé qui peut combiner plusieurs techniques : chirurgie (lifting), injection de produits provoquant du volume (toxine botulique), laser.

La chirurgie bariatrique

Je consacre quelques pages à la chirurgie bariatrique, car de plus en plus de patients atteints d'obésité y voient une solution qu'ils imaginent à tort facile pour maigrir. Il me paraît indispensable de mettre tous les lecteurs en garde contre cette fausse idée, aux conséquences potentiellement dramatiques si l'indication n'est pas bien posée. Les diverses interventions ne sont en aucun cas une méthode miracle pour perdre du poids.

La chirurgie bariatrique consiste à restreindre le volume de l'estomac, c'est un acte chirurgical irréversible (sauf pour la pose d'anneaux gastriques). Considérer cette chirurgie comme un moyen de perdre du poids « sans effort » est un leurre dont il faut mesurer suffisamment toutes les conséquences.

Pourtant, cette chirurgie suscite un véritable engouement. En France, en moyenne 30 000 interventions[19] ont lieu chaque année. Il existe certes des recommandations[20] faisant l'objet d'un consensus des professionnels de santé, mais elles n'ont pas vocation à être immuables et sont donc amenées à évoluer. Une grande partie des personnes opérées regrossissent et sont tentées de demander une nouvelle intervention. De plus, cette chirurgie peut entraîner de multiples complications immédiates et à long terme, avec des effets parfois surprenants et inexpliqués comme l'apparition de calculs au niveau de la vésicule. Or, toutes les complications n'ont pas été identifiées à ce jour[21]. Sur le plan métabolique, soulignons les risques secondaires de dénutrition et de carences vitaminiques difficiles à compenser.

Pour autant, dans un petit nombre de cas, cette chirurgie peut être préconisée, plus précisément dans des situations d'hyperobésité, avec des indices de masse corporelle supérieurs à 45-50, des troubles majeurs de la marche, mais seulement dans le cadre d'une prise en charge médicale globale avec un suivi post-opératoire assuré de façon satisfaisante.

Globalement, cette chirurgie bariatrique, parfois appelé « métabolique », ne doit pas être « survendue », comme l'a indiqué le professeur Fabrizio Andreelli (endocrinologue à l'hôpital Pitié-Salpêtrière à Paris), ce qui semble malheureusement être trop souvent le cas. Cette chirurgie risque d'apparaître bien obsolète et inadaptée dans quelques années. Aujourd'hui, la recherche médicale et médicamenteuse s'oriente judicieusement vers la découverte de meilleurs équilibres de la flore digestive, du stress, des troubles du sommeil, et vers une approche neurobiologique du contrôle de l'envie de manger.

4

Que dois-je manger chaque jour pour être en pleine santé ?

Trouvez les bons équilibres
et le plaisir de l'alimentation

L'alimentation doit être source de plaisir, de bien-être et de santé. Adaptée à votre physiologie, à vos besoins comme à vos goûts, elle doit être le plus détachée possible des dérives de la malbouffe. Une fois vos mauvaises habitudes oubliées, vous n'aurez pas de mal à mettre en œuvre les grands principes d'une alimentation réussie, et ainsi à mieux contrôler votre poids et à vivre sainement.

(RE)DEVENEZ « CHASSEUR-CUEILLEUR » !

La logique voudrait que nous cherchions l'alimentation qui correspond le mieux à nos gènes, c'est-à-dire à ce pour quoi nous sommes programmés. Or, nos gènes n'ont pas beaucoup changé depuis la période paléolithique, où l'*Homo sapiens* a vécu une vie de chasseur-cueilleur entre 200 000 et 10 000 ans avant J.-C., avant la fameuse révolution néolithique qui a vu le développement de l'agriculture et les communautés humaines se sédentariser. L'élevage a induit la consommation accrue de viande (les hommes ont toujours pris des protéines en assez grande quantité, mais sous d'autres formes, comme les légumineuses, les insectes…). Progressivement, le développement des cultures a restreint la diversification alimentaire en augmentant la part des céréales dans l'alimentation des hommes. À ce premier déséquilibre (une trop forte proportion de céréales et de protéines animales dans notre ration quotidienne) se sont ajoutés ceux engendrés dans la deuxième partie du XXe siècle par l'industrie agro-alimentaire et que nous avons détaillés en début d'ouvrage (ajouts de multiples additifs, sel, sucre, conservateurs, colorants…). Nous ne sommes pas équipés, au niveau digestif, pour métaboliser toutes ces nouvelles substances chimiques. Heureusement, à la fin du XXe siècle a enfin émergé une prise de conscience au niveau de la planète : cette débauche de chimie apparaît absurde et néfaste à beaucoup, ce système fou a été pointé, qui veut aussi qu'on ait besoin, pour produire 1 kilo de viande de bœuf, d'une quinzaine de kilos de végétaux et de cinquante fois plus d'eau que pour 1 kilo de végétaux.

Comment sortir de ce cercle vicieux et renouer avec les bonnes pratiques de nos ancêtres, qui associaient alimentation naturelle et activité physique ? Certes, il est impossible de s'alimenter *stricto sensu* comme à la préhistoire ou comme les peuples de Nouvelle-Guinée le font encore aujourd'hui, avec des racines et plus de 400 végétaux servant de base à l'alimentation et aux soins. L'enjeu, que nous allons développer, est d'appliquer, en les intégrant judicieusement dans notre quotidien, les différents codes de ce mode de vie.

L'alimentation minceur et dynamisante proche de celle du chasseur-cueilleur

Beaucoup de

Volaille, lapin, œufs, produits laitiers frais, légumes,
fruits frais ou surgelés (bio et le plus local possible)
Huile de noix, d'olive, de colza, graines diverses (noisettes, muscades, quinoa...), épices et aromates

Avec modération

Autres viandes (les choisir bio,
mais l'agneau présente moins
de risque d'élevage intensif),
Poisson (attention aux zones de pêche et d'élevage polluées)
Féculents

Avec raison

Chocolat, vin, cidre
Céréales raffinées comme le pain, les pâtes
Fromages secs

Exceptionnellement

Conserves, plats préparés prêts à manger

Boissons

Eau, tisane, thé

Vitamines et minéraux

Micronutriments	Sources alimentaires*
Pré-vitamine A et vitamine A	Végétaux colorés, œufs
Vitamines B1, B2, B3, B5, B6	Fruits oléagineux (noix...), riz, poisson
Vitamines B9	Végétaux dont plus particulièrement les légumes à feuilles.
Vitamines B12	Produits d'origine animale : viande, poisson, produits laitiers, œufs
Vitamine C	Tous les végétaux frais
Vitamine D	Corps gras
Vitamine E	Huiles végétales
Vitamine K	Légumes à feuilles dont choux
Fer	Viande, poisson (fer héminique correctement assimilé)
Calcium	Produits laitiers, végétaux
Magnésium, potassium	Fruits et légumes secs, céréales
Zinc	Produits de la mer (mollusques), produits laitiers, viandes

* Sources alimentaires les plus judicieuses. Une alimentation suffisamment diversifiée telle que celle préconisée dans cet ouvrage, notamment dans les menus, couvre les besoins : nulle nécessité d'une supplémentation. Celle-ci ne doit se faire que sur avis médical et après une prise de sang indiquant des déficits d'apports.

L'homme est un omnivore avec des tendances végétariennes marquées et dont le cerveau a des besoins spécifiques (acides aminés nécessaires à la fabrication des neurotransmetteurs, glucose pour son fonctionnement – sans excès, bien sûr –, vitamines indispensables en quantité suffisante). L'alimentation doit donc être non restrictive, mais bien choisie, saine, et se rapprocher du modèle élaboré à partir des données scientifiques réunies sur le chasseur-cueilleur. On est tout de même obligé d'être parfois interprétatif par manque d'information sur cette période. Néanmoins, **dans l'optique d'une alimentation se rapprochant de celle du chasseur-cueilleur, maigrir sans lutter et sans rechute est possible.**

LES ALIMENTS À PRIVILÉGIER

Pour tous les aliments, le choix du bio doit prévaloir pour limiter l'exposition à la chimie industrielle et aux résidus de pesticides.

Aliments protéinés

Aliments protéinés d'origine animale	Intérêts
– Œufs bio – Volaille bio (poulet, canard...), lapin bio – Produits laitiers ultra frais (yaourt, fromage blanc, faisselle...) bio	Apport en protéines de bonne valeur biologique et d'acides aminés essentiels pour la fabrication des neurotransmetteurs (du plaisir : dopamine ; de la bonne humeur : sérotonine). Présence de nombreuses vitamines dont celles B1, B6, B12 nécessaires au cerveau et à la fabrication des globules rouges.
Plus occasionnellement : – Agneau, mouton (animaux généralement mieux nourris que de nombreux autres d'élevage) – Bœuf et veau bio – Porc bio (élevage conventionnel le plus souvent concentrationnaire) – Poisson	Intérêt nutritionnel proche de la catégorie précédente, mais présence possible de trop de matières grasses, de type acides gras saturés (lesquelles favorisent l'athérosclérose qui bouche les artères), avec également risque de présence d'un grand nombre de polluants, dits lipophiles (se fixant au niveau des graisses). Il en est de même pour les poissons, même si la matière grasse, davantage composée d'omégas 3, est recommandée.

Fruits

Les produits végétaux ont toujours eu une place importante dans l'alimentation de l'homme, persévérer dans cette voie est une nécessité. **Choisir les fruits de préférence bio et de saison.**

Fruits	Intérêts
– Fruits crus, tous à choisir de préférence de saison – Fruits cuits, comme les compotes, idéalement sans sucre ajouté, ou avec de faibles concentrations (moins de 300 g pour 1 kg de fruits), notamment pour les compotes maison	Apport en vitamines, notamment en vitamine C et B9, nombreux éléments minéraux, dont le potassium et le magnésium. Les fibres sont indispensables pour assurer un bon transit intestinal et un bon équilibre de la flore digestive. Les polyphénols, composés spécifiques des végétaux, assurent une bonne protection des cellules.

Légumes

À l'instar des fruits, aucun n'est contre-indiqué, sauf en cas d'allergie, éventuellement d'intolérance. **Choisir aussi les légumes de préférence bio et de saison.**

Légumes	Intérêts
– Légumes crus, tous les légumes à volonté – Légumes cuits, tous les légumes à volonté	Comme pour les fruits, on y trouve de nombreuses vitamines et des éléments minéraux ainsi qu'une quantité importante de fibres.
Plus occasionnellement, selon les saisons (hiver plus régulièrement) et le degré d'activité physique : – Légumes secs : graines, c'est-à-dire petits pois, lentilles, pois cassés, pois chiches, haricots secs, quinoa… – Le riz est une graine qui fait partie des céréales qui peuvent être consommées également régulièrement, mais le moins raffiné possible – Tubercules et rhizomes : pommes de terre, patates douces, topinambours	Les légumineuses et le riz contiennent des substances amylacées (amidon) et, comme tous les végétaux, du potassium, du magnésium, des polyphénols et des fibres. Les légumineuses renferment également des protéines, même si les sauvages en contiennent beaucoup plus que celles issues des cultures.

Épices et aromates

La présence des épices et aromates dans votre alimentation doit être renforcée, car ils permettent de limiter les apports en sucre et en sel – ce qui est de nos jours fondamental – tout en relevant le goût des aliments.

Par ailleurs, les épices facilitent la digestion et l'assimilation de différents nutriments par l'activation de la sécrétion des multiples enzymes digestives. La plupart des épices, par la présence d'huiles essentielles, ont en plus un rôle anti-infectieux qu'il ne faut pas négliger. Particulièrement riches en polyphénols, elles ont un pouvoir protecteur des cellules plus important que les fruits et les légumes. Comme l'indique l'ingénieur agronome Claude Aubert, « une salade de tomates et de laitue voit son pouvoir antioxydant multiplié par trois après l'adjonction de seulement 3 g de marjolaine[1] ».

Épices « sucrées » = comme substitut du sucre	Cannelle, vanille, anis étoilé ou badiane, cardamome, clous de girofle.
Épices « salées » = comme substitut du sel	Aneth, cumin, poivre, fenouil, piment, raifort, thym…
Épices mixtes	Menthe, gingembre, ciboulette.

Les épices et aromates ont, en plus, un certain nombre de vertus spécifiques pour la santé*.

* Pour établir cette liste, nous nous sommes inspirés de discussions avec Claude Aubert.

Aneth	Améliore la digestion et limite la formation de gaz intestinaux. *Utilisé couramment dans de multiples mets : légumes, soupes, poisson, salades.*
Anis étoilé ou badiane	Facilite la digestion. *Permet de limiter l'usage du sucre dans différents desserts dont les compotes.*
Anis vert	Favorise la digestion et prévient également la formation de gaz intestinaux. *Utilisé pour accompagner différents légumes, parfois le pain et les pâtisseries.*
Basilic	Améliore la digestion. *Accompagne la soupe au pistou, peut agrémenter de multiples plats comme les pâtes, mais également les crudités et salades.*
Cannelle	Antiseptique et stimulant, a l'avantage non négligeable de limiter l'usage du sucre, vertu antidiabétique. *Aromatise divers desserts, notamment les compotes, tartes maison, également dans le pain d'épice.*
Cardamome	Utile à la digestion. *Largement utilisée dans différents mets : viandes, légumes, pâtisseries ; associée au café pour l'aromatiser dans les pays arabes.*
Cerfeuil	Dépuratif, a été considéré autrefois comme un aphrodisiaque, peut-être par sa richesse en vitamines. *Peut être associé à une multitude de légumes, de viandes, aromatise également les préparations à base d'œuf.*
Ciboulette	Améliore la digestion. *S'associe bien aux omelettes et salades, mais aussi au fromage blanc, à consommer si possible frais au printemps.*

Coriandre	Permet de limiter les risques de flatulences. Les graines séchées sont parfois croquées pour rendre l'haleine plus « fraîche ». *Possibilité de l'incorporer dans de nombreux plats à base de légumes dont les choux, les viandes ; ajoutée jadis dans les confitures et fruits cuits.*
Cumin	Vertus stimulantes et digestives. *Présent dans divers fromages dont le munster d'Alsace. Peut être aussi utilisé dans les soupes et différents plats de légumes.*
Curry	Vertus antioxydantes protectrices des cellules renforcées grâce au mélange de curcuma, coriandre, cumin, poivre noir, gingembre. *À saupoudrer régulièrement sur de multiples mets à base de riz, de viandes blanches, de poissons, mais aussi des purées.*
Estragon	Stimule les sécrétions digestives. *Peut être consommé frais dans différentes salades, des plats à base de poissons, les volailles. Sec, il aromatise également différents mets.*
Fenouil	Facilite la digestion. *Moudre les graines comme du poivre, ce qui permet de relever le goût de multiples plats.*
Gingembre	Considéré comme un anti-nauséeux, et a la réputation d'être aphrodisiaque. C'est la tige souterraine, ou rhizome, qui est utilisée. *Frais, il peut être râpé dans les salades ; en poudre, il a de nombreux usages pour les mets salés et peut remplacer en partie le sucre dans les pâtisseries.*
Girofle	Antiseptique et stimulant. *Il a été utilisé largement dans les plats de légumes, les soupes et de multiples pâtisseries.*

Muscade	Tonique à forte dose, améliore la digestion et est réputée agir positivement sur la circulation sanguine. *La noix râpée est utilisée dans de nombreuses préparations, notamment sucrées, comme la compote. Elle relève délicatement de multiples plats comme la purée de pommes de terre, ainsi que de nombreuses sauces.*
Laurier	Stimule la digestion. *Relève le goût des pot-au-feu, de tous les mets au court-bouillon, des marinades.*
Menthe	Améliore la digestion, stimulante. *Présente dans de multiples plats orientaux, à essayer aussi dans les vinaigrettes et salades.*
Piments	Stimule les sécrétions digestives. *De la même famille que les poivrons, mais avec une saveur aiguë bien spécifique, utilisé dans de multiples sauces.*
Pimprenelle	Améliore la digestion. *Relève le goût des potages et des salades. Utilisée également dans les omelettes.*
Poivre	Stimule les sécrétions digestives. *De nombreux poivres ou assimilés existent : les poivres noirs, poivre blanc (grains privés de la pellicule où se trouve certains principes actifs)...*
Raifort	Revigorant. *Racines réduites en poudre utilisées dans les sauces et différents mets à base de viande et de légumes.*
Safran	Stimulant digestif, vertus calmantes. *Parfume différents plats, utilisé aussi parce qu'il les colore : paella, bouillabaisse...*

Sarriette, thym	Améliorent la digestion, vertu antiseptique. *Parfument agréablement de très nombreux plats, se marient bien avec les légumes secs.*
Vanille	Limite les ballonnements intestinaux. *Multiples usages pour parfumer les desserts.*

Cette alimentation inspirée de celle du chasseur-cueilleur restreint fortement, sur le versant salé, les charcuteries, bien sûr, mais aussi les fromages secs, qui sont à limiter pour contrôler votre poids. Il en va de même des produits pouvant libérer des sucres rapides, comme les pâtes, les pâtisseries, les biscuits, les desserts sucrés, le pain blanc, et tout autre produit issu de farines blanches. Enfin, sur la préparation et la mise en valeur des aliments, privilégiez le « maison ».

Votre épicerie

Accompagnements Huile d'olive, huile de noix, Vinaigre de vin, de cidre **Sels** Gros sel pour la cuisson, sel aux herbes pour la table, gomasio	**Pour la préparation de sauces sans gras** Lait, tomates concentrées, bouillon en cubes bio, vin blanc et rouge, citron
Épicerie Quinoa, riz semoule de blé, semoule de maïs, farine d'épeautre, amandes émondées (en fines lamelles) et en poudre, pignons de pin, poudre de noisettes	**Épices à avoir en priorité** Thym, romarin, ail (en poudre), anis vert (en poudre), estragon, paprika, cannelle, badiane, curry, gingembre (en poudre), poivre, piment d'Espelette
Condiments Moutarde, tomate hachée, miel, câpres, fonds d'artichauts, olives dénoyautés vertes et noires	**Herbes fraîches les plus courantes** Persil, ciboulette, estragon, coriandre, menthe

APPRENEZ À BIEN CHOISIR VOS PRODUITS

Œufs	Sur chaque coquille d'œuf, il y a un numéro. Le premier correspond au mode d'élevage : 0 pour le bio, 1 pour une poule élevée en plein air, 2 au sol dans un espace clos, 3 en cage. Les deux lettres suivantes indiquent le pays d'origine : FR pour la France. Les chiffres et lettres suivants sont des codes correspondants aux producteurs permettant la traçabilité du produit. Vérifiez toujours la date de durabilité de consommation (28 jours après la ponte).
Volailles	Toujours choisir une volaille fermière bio. Elle est nourrie au grain sans l'adjonction de produits de synthèse. À défaut, s'orienter vers des volailles labellisées type Label rouge. Les animaux ont aussi accès à un parcours herbeux avec une alimentation 100 % végétale (70 à 80 % de céréales). Se méfier de nombreuses volailles standard d'importation dont l'alimentation n'est pas toujours clairement identifiée, ni la durée d'élevage, malgré les différents types de contrôle. Vérifiez toujours la date limite de consommation. Elle est de 10 jours après l'abattage pour les volailles brutes non cuisinées.

Produits laitiers frais (yaourts, fromages blancs, petits-suisses...)	De préférence bio. L'idéal est de faire un yaourt vous-même dans des bocaux en verre ; c'est assez simple avec les yaourtières actuelles, qui vous fournissent l'ensemble de ce dont vous avez besoin ; vous limiterez également vos déchets. Pour réussir vos yaourts, ne prendre que des laits entiers et préférer ceux microfiltrés qui sont bruts ; sinon choisir les laits pasteurisés (entre 72 et 85 °C) ; ceux stérilisés ou traités à UHT (ultra-haute température) ont subi un chauffage à plus de 115 °C, ce qui peut modifier la structure des protéines. Quant aux laits crus, les risques de contamination microbiologique sont majeurs s'ils sont insuffisamment bien conservés, sauf pour les microfiltrés.
Aliments d'origine végétale	Choisissez en priorité les produits bio frais ou surgelés bruts, et de proximité. Si vous optez occasionnellement pour des légumes en conserve, choisissez des bocaux de verre. Idéalement, il faudrait faire de même pour les soupes, bien que celles à privilégier soient bien sûr celles que vous faites maison. Attention aux épices, dont les provenances sont variées : les contrôles sont parfois insuffisants, d'où l'importance de les choisir bio.

Même s'il est inutile de peser et de calculer les calories pou
à votre réflexion. Les besoins caloriques sont estimés pour une
à 2 400 kcal, mais varient en fonction de nombreux
exemples de menus calibrés selon leur apport calorique.

1 400 kcal	1 600 kcal
PETIT DÉJEUNER – Boisson chaude + ½ pain* + 1 beurre + 1 laitage nature	**PETIT DÉJEUNER** – Boisson chaude + ½ pain* + 1 beurre + 1 laitage nature + 1 fruit cru ou cuit sans sucre
MIDI – 1 crudité (sans féculent) ou 1 potage sans graisse – 1 part de VPO** nature sans sauce Féculents sans gras (100 g) = 4 cuillères à soupe poids cuit + Légumes verts sans gras	**MIDI** – 1 crudité (sans féculent) ou 1 potage sans graisse – 1 part de VPO** nature sans sauce Féculents sans gras (125 g) = 5 cuillères à soupe poids cuit + Légumes verts sans gras
SOIR – 1 part de VPO** nature sans sauce + légumes verts sans gras – 1 laitage nature sans sucre – 1 fruit cru ou cuit sans sucre – ½ pain* midi + soir	**SOIR** – 1 part de VPO** nature sans sauce + légumes verts sans gras – 1 laitage cru ou cuit sans sucre – 1 fruit cru ou cuit sans sucre – ½ pain* midi + soir

* ½ pain = 30 grammes

** VPO : viande, poisson, œuf, mais aussi crustacés.

Adjonction de matière grasse (équivalent) : 1 c. à soupe d'huile (quelle que soit l'huile) = 1 carré de beurre restaurant = 10 g = environ 100 kcal.

›ALORIQUES

›anger de façon équilibrée, ces quelques repères seront utiles ›emme à environ 1 800 kilocalories par jour et pour un homme ›aramètres dont le degré d'activité physique. Voici quelques

1 800 kcal	2 000 kcal
PETIT DÉJEUNER – Boisson chaude + 1 pain + 1 beurre + 1 laitage nature	PETIT DÉJEUNER – Boisson chaude + 1 pain + 1 beurre + 1 laitage nature
MIDI – 1 part de VPO** nature sans sauce Féculents sans gras (150 g) = 6 cuillères à soupe poids cuit + Légumes verts sans gras	MIDI – 1 part de VPO** nature sans sauce Féculents sans gras (200 g) = 8 cuillères à soupe poids cuit + Légumes verts sans gras
SOIR – 1 part de VPO** nature sans sauce + légumes verts sans gras – 1 laitage nature sans sucre – 1 fruit cru ou cuit sans sucre – 1 pain midi + soir	SOIR – 1 part de VPO** nature sans sauce + légumes verts sans gras – 1 laitage cru ou cuit sans sucre – 1 fruit cru ou cuit sans sucre – 1 pain midi + soir

LES COLLATIONS

Les collations vous permettent de fractionner les repas. La collation du matin est facultative, mais celle en fin d'après-midi est indispensable pour ne pas être affamé au moment du dîner.

PRINTEMPS-ÉTÉ

Collation vers 11 heures 1 fruit de saison : brugnon, pêche, 2 abricots, 2 prunes, une poignée de cerise… suivis d'un verre d'eau.
Collation vers 18 heures 2 fruits de saison à type d'abricot, pomme, tranche de melon… (ou compote) + boisson à type d'eau ou, par exemple, de thé froid sans sucre préparé soi-même.

Les collations doivent être un peu plus consistantes l'hiver :

AUTOMNE-HIVER

Collation vers 11 heures 1 fruit de saison : poire, pomme, un peu de raisin… suivi d'un verre d'eau.
Collation vers 17 h 30 1 fruit de saison ou 2 (mandarine, kiwi) + des fruits secs (5 éléments à panacher entre les dattes, figues sèches, abricots secs et oléagineux : noix, noisettes, amandes…). La prise d'un yaourt est légitime. Une boisson sans sucre va clore cette collation : eau, thé ou tisane.

Il est aussi possible de prendre des plantes avec un effet « coupe-faim ». Le caroubier a cette vertu, même si elle est modeste :

– Caroubier 0,250 g pour 1 gélule (à faire préparer en pharmacie)

2 gélules avec 1 grand verre d'eau, une demi-heure avant les repas. Également en cas d'envie de manger inopinée durant la journée, toujours les associer à un grand verre d'eau pour faire gonfler les fibres (la gomme de caroube, un mucilage aux propriétés épaississantes).

Vous pouvez utiliser cette tisane apaisante pour les collations ou pour la fin de journée :

– Aubépine : 40 g
– Tilleul : 30 g
– Mélisse : 40 g

1 pincée à 3 doigts du mélange par bol d'eau (250 ml). Porter à frémissement l'eau et les plantes, laisser infuser 10 minutes, filtrer. Il est possible de préparer à l'avance un litre de tisane, puis de la conserver au réfrigérateur 2 jours environ

Une plante originaire des forêts d'Inde semble prometteuse : mâcher des feuilles gymnéma sylvestre inhibe les papilles gustatives sensibles au sucre.

Manger une pomme une demi-heure avant les repas suivie d'un grand verre d'eau est probablement aussi efficace et fort judicieux.

Tisane minceur

Certaines plantes sont très utiles pour drainer, votre pharmacien ou herboriste vous préparera cette tisane :

– Piloselle : 35 g (drainante)

– Mélilot : 35 g (améliore la circulation)

– Hamamélis : 35 g (renforce la tonicité des vaisseaux sanguins veineux)

– Mélisse : 50 g (aromatise la tisane, vertu apaisante et améliore la digestion). Si vous avez de la cellulite, vous pouvez faire ajouter de la reine-des-prés, 30 g, pour son action désinfiltrante.

Une pincée à 3 doigts du mélange (soit l'équivalent d'une cuillère à soupe) pour 1 bol d'eau (250 ml). Porter à frémissement l'eau et les plantes, laisser infuser 10 minutes, filtrer. Il est possible de préparer à l'avance un litre de tisane, puis de la conserver au réfrigérateur 2 jours environ.

PRUDENCE AVEC LE JEÛNE

Il y a actuellement un véritable engouement pour le jeûne. Dans l'histoire, « l'alimentation et ses interdits ont toujours été présents dans la religion. Spécialement le jeûne, car le corps devait souffrir[2] ». De nos jours, certains n'hésitent pas à présenter le jeûne comme une technique pour mieux contrôler son poids et éviter différentes maladies – une panacée en quelque sorte. À y regarder de plus près, les études scientifiques souvent mises en avant ne sont pas très convaincantes, et il faut se garder d'interprétations trop rapides ou abusives.

D'ailleurs, que faut-il entendre par jeûne ? S'il s'agit tout simplement de moins manger et de prendre sur une période assez courte des cocktails de jus de légumes, de vitamines et d'autres éléments minéraux, pourquoi pas ? Car manger moins limite de nombreuses réactions métaboliques et la production de déchets. L'affirmation selon laquelle on peut « purifier » son corps, et par là même perdre du poids, est beaucoup plus aléatoire, bien que séduisante de prime abord. Elle pose en fait de nombreuses questions.

En effet, le déficit d'apport en énergie est forcément compensé par différentes réactions métaboliques au niveau de l'organisme, comme la production de corps cétoniques visant à remplacer le sucre. Or, en situation normale, cette production de corps cétoniques n'est pas à rechercher[3], car ils acidifient le corps, ce qui a de multiples conséquences négatives et provoque notamment cette mauvaise haleine si caractéristique. Par ailleurs, avec le jeûne, les apports en protéines sont tellement limités qu'ils peuvent induire, s'ils se prolongent, des troubles de l'immunité et bien d'autres conséquences ; on s'**autocannibalise**, car il faut bien trouver des protéines pour les fonctions vitales, d'où des fontes musculaires. Enfin, selon notre expérience, beaucoup de personnes qui s'adonnent à cette pratique, surtout si elle est mal encadrée et *a fortiori* s'il s'agit d'un jeûne strict, majorent le risque de troubles du comportement alimentaire et de déséquilibre de la ration alimentaire.

Le jeûne n'est pas une bonne solution, loin de là ! En revanche, manger moins de gras, de sel, de sucre de façon judicieuse, comme nous l'avons exposé précédemment, n'apporte que des bienfaits et a un effet durable et positif sur la santé.

5

Ne mettez pas d'assassins à votre table

Apprenez à identifier les constituants de base de l'alimentation

Vous avez maintenant tous les éléments en main pour maigrir sans lutter. Ce chapitre aidera ceux qui veulent en savoir plus à s'y retrouver de manière précise sur les constituants de base de l'alimentation : glucides, protides et lipides. Ces nutriments ne sont pas présents de la même manière dans tous les aliments : ils n'ont pas la même valeur calorique et n'ont pas toujours les mêmes bienfaits. Alors, lesquels privilégier ? Lesquels éviter ? Où les trouve-t-on ? Voici de quoi vous rendre tout à fait autonome.

LES GLUCIDES

Les glucides sont des carburants du corps. Le cerveau à lui seul en consomme 140 g par jour. Les besoins totaux en glucides sont évalués par jour à 5 à 8 g (**1 g de glucides = 4 kcal**) par kilo de poids corporel. Dans le cadre d'une alimentation équilibrée, ils doivent représenter 50 à 55 % des apports énergétiques totaux (AET), dont seuls 10 % doivent provenir des produits raffinés. Ce taux est malheureusement largement dépassé dans l'alimentation occidentale. Chez les chasseurs-cueilleurs, les apports en glucides représentaient 40 % des apports énergétiques totaux, et sans sucres raffinés évidemment ! Idéalement, ils seront donc apportés par les fruits et les légumes, frais et secs, et quelques céréales. Or, actuellement on estime que, sur 100 g de glucides consommés, seulement 30 g sont issus des aliments naturels, le reste provenant de sucres ajoutés, soit dans les produits industriels, soit directement à domicile dans les yaourts et autres laitages, les boissons comme le café…

Sur le plan nutritionnel, le problème n'est pas le sucre en soit, mais cette propension à en trouver partout et le plus souvent sous la forme de sucres d'assimilation rapide qui déséquilibrent fortement la ration alimentaire. On les mesure à leur index glycémique, qui correspond à la capacité pour un aliment à élever rapidement le taux de sucre dans le sang. Vous l'aurez compris, le principe de base est de ne choisir que des produits à index glycémique le plus faible possible.

Il existe index glycémique pour chaque aliment[1].

Index glycémique (IG) d'aliments courants

Glucose Miel Soda sucré Barre chocolatée* Confiserie fantaisie* Pain blanc Céréales raffinées sucrées (pétales de céréales du petit déjeuner)* Biscuits, pâtisseries, viennoiseries*...	IG > 70
Riz blanc « Sucre » ou saccharose Fruits secs Pommes de terre cuites dans leur peau (en purée, IG = 70) Betteraves cuites Banane, ananas, mangue, raisin Choux cuits, céleri cuit Pâtes cuites Pain complet ou pain au son Riz complet Semoule Pain de seigle complet	40 < IG < 70
Laitages Carottes crues (cuites, IG = 70) Légumes secs, lentilles, haricots secs, pois chiches Fruits frais Soja Légumes verts Champignons	IG < 40

* Index glycémique variable selon les marques.

L'index glycémique est un outil qu'on doit relativiser : il faut chaque fois prendre en compte le contexte dans lequel un aliment est mangé. D'une part, un aliment à fort index glycémique, s'il est consommé avec de nombreuses fibres végétales au cours d'un repas équilibré, voit au final son index réduit. D'autre part, tout dépend de la quantité absorbée. En effet, même si un aliment possède un index glycémique élevé, s'il est consommé en petite quantité, il n'aura que peu d'impact. C'est pourquoi je préfère utiliser la notion de **charge glycémique** (index glycémique × quantité de glucide d'une portion). **Mais nul besoin de faire des calculs quand on se met à table : il suffit de rester sur cette notion simple qui consiste à contingenter la consommation de produits avec sucre ajouté.** Au contraire, les aliments naturellement sucrés (fruits, légumes) peuvent être consommés quasiment librement, car ils apportent du fructose, à index glycémique faible, en quantité modeste. Ils sont par ailleurs concentrés en vitamines (C, E, certaines du groupe B indispensables au bon fonctionnement des cellules) et en minéraux utiles : potassium, magnésium, calcium, tout en étant sans sel.

Bien lire les étiquettes

L'étiquetage des produits transformés est peu clair concernant les glucides, car il les renseigne de façon imparfaite. Ainsi, la concentration de sucre ajouté n'est pas mentionnée et la différence n'est pas faite entre la présence des différents types de glucides (par exemple le saccharose, communément appelé le « sucre », et l'amidon).

Néanmoins, comme repère pour les boissons industrielles : 5 g de glucides indiqués sur l'étiquette équivalent à 1 morceau de sucre, soit 10 g pour 100 ml, comme on le lit souvent sur les étiquettes. Cela correspond en moyenne à 20 morceaux de sucre pour 1 l, et 4 morceaux pour un verre classique de 200 ml.

Pour en savoir plus : les fibres

Les fibres ont un rôle détoxifiant et améliorent le métabolisme.

Ceux d'entre vous qui souhaitent en savoir un peu plus sur les glucides et leurs grandes variétés peuvent lire la suite. Pour les autres, vous pouvez passer directement à la partie suivante sur les lipides (p. 176).

Les glucides ont avant tout un rôle énergétique, nous l'avons vu, mais pas uniquement. Sur le plan biochimique, les fibres végétales sont presque toutes de type glucidique, mais elles ne fournissent pas de calories (polysaccharides non amidonnés). Absorbées, elles parviennent peu dégradées jusqu'au gros intestin. Les fibres solubles enrobent sucres et graisses alimentaires, ainsi que différents toxiques, ce qui en réduit l'absorption. Par ailleurs, les bactéries agissent sur les fibres en formant des acides gras qui protègent contre certains cancers, notamment celui du côlon, contre le diabète et contre différentes maladies métaboliques. Les fibres renforcent le système immunitaire intestinal. En plus, elles ont la vertu de rassasier. **La présence des fibres dans la ration alimentaire vous aide donc à contrôler les prises alimentaires.**

Associées aux fibres solubles, les fibres insolubles accélèrent le transit intestinal en stimulant la force de contraction des muscles du côlon. L'augmentation de la vitesse du transit entraîne une réduction du contact des nutriments avec les muqueuses digestives qui limite l'assimilation des glucides, des lipides et des toxiques.

Où les trouve-t-on ? Tous les végétaux contiennent des fibres, solubles et insolubles, mais dans des proportions variables. Les fibres solubles se trouvent essentiellement dans la pulpe des fruits et les légumes frais, et les fibres insolubles dans l'enveloppe des fruits, la « peau », et celle des légumes et des graines : les haricots, le son des céréales… Les besoins en fibres sont évalués à 30 à 40 g par jour, mais la consommation quotidienne dans les pays occidentaux est insuffisante, comprise entre 15 et 19 g.

Que faut-il penser du gluten ?

Vous voulez être en avance sur les autres, alors lisez bien ce petit encadré. L'intolérance stricte au gluten concerne un nombre réduit de personnes. C'est une pathologie dont le symptôme est la maladie cœliaque, maladie inflammatoire chronique du tube digestif liée à une intolérance au gluten, et plus particulièrement à un de ses composants, la gliadine. On trouve celle-ci dans le blé, le seigle et l'orge.

En revanche, de nombreuses personnes, dites colopathes, digèrent mal le blé et ses dérivés. D'où le développement spectaculaire, des États-Unis à l'Allemagne, de la tendance « gluten-free » : sans gluten. Mais est-ce bien le gluten qui est en cause ? Tout laisse à penser que les responsables principaux sont les FODMAPs (Fermentable Oligosaccharides, Disaccharides, Monosaccharides and Polyols). Il s'agit de glucides-sucres imparfaitement absorbés par les intestins et fermentescibles, qui, lorsqu'ils sont associés à une alimentation riche en graisses, entraînent la formation d'un excès de gaz lié à la prolifération de certaines espèces de bactéries, d'où de multiples inconforts digestifs.

Autrement dit, ce ne serait pas le gluten qui serait à l'origine des troubles digestifs chez les colopathes non cœliaques, mais bien l'excès de certains sucres peu digestibles associés au gras alimentaire. Un moyen pour renforcer la réduction des symptômes digestifs si désagréables est de restreindre la consommation des blés et de ses dérivés, et de supprimer le fructose d'origine industrielle (mais pas le fructose des fruits, où il est présent en quantité limitée).

Certaines personnes ont affirmé qu'elles avaient maigri en se mettant au régime sans gluten, mais cela est dû au fait qu'elles font plus attention à leur alimentation et ne consomment plus de pain et de pâtes, ce qui diminue *de facto* l'apport calorique.

LES LIPIDES

Il existe une grande variété de corps gras, appelés aussi lipides ou graisses[2]. Il s'agit du nutriment le plus énergétique de l'alimentation (**1 g de lipides = 9 kcal**). Les besoins quotidiens en lipides sont évalués dans une alimentation équilibrée à 30-35 % des apports énergétiques totaux (AET), mais, dans nos sociétés occidentales, ils représentent fréquemment plus de 40 % des AET. Chez les chasseurs-cueilleurs, les apports en lipides étaient plus proches de 25 %.

L'image des lipides, associés au gras, n'est pas bonne, car on les rend responsables de la prise de poids et de multiples maladies. Si c'est exact pour des consommations excessives, en particulier de graisse ajoutée et « cachée » dans les plats prêts à consommer (comme l'huile de palme), le gras (huiles, sauces, beurre…) renforce la saveur des aliments et a des vertus nutritionnelles. Aussi, il serait illusoire de suivre un régime amaigrissant qui le bannit totalement. En revanche, il convient de le contingenter. Vous devez choisir les corps gras utiles sur le plan nutritionnel, tout en tenant compte des habitudes régionales. **En proportion adaptée, tous les corps gras ont leur intérêt.**

Bien lire les étiquettes

Ces corps gras sont plus ou moins « visibles », mais la lecture des étiquettes renseigne sur leur taux : sur le plan calorique, s'il y a, quel que soit le produit transformé, plus de 10 g (équivalant d'une cuillère à soupe d'huile ou une plaquette de beurre type restaurant) de lipides pour 100 g d'aliments, l'incitation à en modérer la consommation est conseillée.

La teneur en différents acides gras n'est pas toujours clairement indiquée. La mention MGV indique la présence de « matière grasse végétale ». Celle-ci correspond souvent à des acides gras saturés (huile de palme, de coprah...).

Pour en savoir plus : les acides gras

Les acides gras ont un rôle métabolique et structurant.

Les lipides ont de multiples rôles. Le tissu adipeux est une réserve de calories et sert d'isolant thermique assurant une température du corps constante. Qui plus est, il a un rôle métabolique dit « endocrine », car il sécrète de multiples substances, dont la leptine, qui intervient sur les prises alimentaires, comme nous l'avons vu, et l'adiponectine, impliquée dans le métabolisme des lipides et glucides. Si l'inflation du tissu adipeux favorise des maladies métaboliques comme le diabète, le surpoids et l'obésité, l'inverse a aussi des conséquences négatives : une réduction trop importante du tissu adipeux (masse grasse inférieure à 10 % du poids total) induit des infertilités chez la femme. Les lipides ont également un rôle structurant, au niveau des cellules, celles du cerveau par exemple. Il est à signaler que différentes vitamines sont liposolubles : les vitamines A, D, E, K se lient aux graisses et restent pour partie dans le tissu graisseux[3]. Enfin, certains lipides participent à la prévention de différentes maladies comme les acides gras oméga 3. Si tous les acides gras sont nécessaires dans des proportions adaptées, l'alimentation occidentale désorganise les apports entre les différents types d'acides gras, et le déséquilibre se fait en défaveur des oméga 3.

L'essentiel pour vous est d'apprendre à distinguer les différents types d'acides gras.

– Les acides gras dits saturés et le cholestérol alimentaire : ils sont surreprésentés dans l'alimentation contemporaine occidentale. On les trouve notamment dans le gras des animaux, viandes, charcuteries, et les produits laitiers gras, essentiellement les fromages secs, et, dans le règne végétal, dans des produits comme l'huile de palme. Normalement, le cholestérol d'origine alimentaire ne devrait pas représenter plus d'un quart du cholestérol circulant et, si les apports augmentent, la production interne devrait diminuer. Malheureusement, cette régulation est souvent prise en défaut.

– Les acides gras, mono-insaturés et poly-insaturés, ont, au contraire, un effet protecteur pour la santé s'ils sont consommés de façon équilibrée. Le plus connu des acides gras mono-insaturés est l'acide oléique, abondamment présent dans l'huile d'olive. Les acides gras poly-insaturés sont fondamentaux sur le plan nutritionnel, car certains ne peuvent pas être synthétisés par l'organisme : ils sont appelés « essentiels » et doivent donc obligatoirement être apportés par la nourriture. Premièrement, l'acide alphalinolénique, qui appartient à la famille des oméga 3 ou n-3, et qui est présent dans les poissons gras et les huiles végétales comme l'huile de colza ou de noix. Il aide à limiter la formation de la plaque d'athérome des vaisseaux et a un rôle antiagrégant plaquettaire. Il est aussi considéré comme utile dans la prévention des maladies inflammatoires et cancéreuses. Le second est l'acide linoléique. Il appartient à la famille des oméga 6 ou n-6, et il est présent assez largement dans les huiles végétales comme l'huile de tournesol, l'huile de pépins de raisin ou de maïs, mais un excès d'apport favorise l'inflammation des tissus de l'organisme. Dans une alimentation équilibrée, la proportion entre oméga 6 et oméga 3 doit être de 1 pour 5, alors qu'actuellement le rapport est plutôt de 1 pour 15, et que, pour nos ancêtres les chasseurs-cueilleurs, le rapport était de 1.

Recommandations en acides gras pour l'adulte consommant 2 000 kcal par jour

		Apports nutritionnels conseillés
AG indispensables	Acide linoléique	4 %
	Acide α-linolénique	1 %
	Acide docosahexaénoïque, DHA	250 mg
AG non indispensables	Acide eicosapentaénoïque, EPA	250 mg
	Acides laurique + myristique + palmitique	≤ 8 %
	Acide oléique	≤12 %
	Acides gras saturés totaux	15-20 %

Source : Anses, 22 février 2013.

LES PROTÉINES

Les protéines, matériaux de construction des cellules de l'organisme, sont formées d'un enchaînement d'unités appelées acides aminés[4]. Elles sont soit d'origine animale, soit d'origine végétale. Elles sont peu caloriques (**1 g de protéines = 4 kcal**). Si l'essentiel des apports énergétiques provient des lipides et des glucides, l'apport énergétique des protéines devrait quand même correspondre à 15 % des apports énergétiques totaux. Pour les chasseurs-cueilleurs, ils étaient bien supérieurs, à hauteur d'environ 35 %. Les besoins aujourd'hui sont estimés pour les adultes à 0,8 g/kg par jour, mais tout dépend des situations[5]. Une alimentation riche en protéines, mais sans excès et qui ne déséquilibre pas la ration alimentaire, exerce un effet positif sur la satiété. En effet, schématiquement, les protéines aident la libération de sucre dans le sang (par néoglucogenèse intestinale) et réduisent la sensation de faim. D'où l'intérêt de consommer des produits comme la volaille, les produits laitiers frais.

La valeur nutritionnelle des protéines d'origine animale est considérée comme meilleure que celle des protéines d'origine végétale, car elles contiennent l'ensemble des acides aminés nécessaires. Les protéines issues des céréales ont en effet des teneurs assez faibles en lysine ; celles issues des légumineuses sont généralement pauvres en acides aminés soufrés (cystéine, méthionine). Des combinaisons alimentaires végétales permettent néanmoins de couvrir les besoins protéiques si on associe certaines céréales aux légumineuses dans la ration quotidienne. Les protéines d'origine végétale ont l'avantage de fournir des fibres, de nombreux éléments minéraux et des vitamines du groupe B, à l'exclusion de la vitamine B12. Dans le cadre d'une alimentation équilibrée, on considère actuellement que le rapport entre protéines animales (PA) et protéines végétales (PV) devrait être de 1, soit un apport pour moitié en protéines d'origine animale et d'origine végétale.

Les apports en protéines sont généralement couverts, sauf en cas de maladie ou de situation particulière. Un apport insuffisant en protéines peut provoquer des troubles du développement chez l'enfant et, chez l'adulte, des déficits immunitaires, des défauts de cicatrisation, voire une fonte des muscles. En effet, il n'existe pas dans l'organisme à proprement parler de « stock » de protéines sous la forme d'acides aminés.

Bien lire les étiquettes

Seule la concentration totale de protéines est mentionnée, sans indication sur leur origine végétale ou animale dans les produits transformés. Si parfois cela est évident en fonction du produit, ce peut l'être moins pour les plats composés. L'intérêt nutritionnel – présence ou non d'acides aminés essentiels – n'est pas non plus indiqué.

Les protéines sont principalement constituées d'acides aminés au niveau moléculaire. Tout d'abord, il existe des acides aminés essentiels, qui ne sont pas synthétisables par l'organisme et ne peuvent être apportés que par l'alimentation quotidiennement : l'isoleucine, la leucine, la lysine, la méthionine, la phénylalanine, la thréonine, le tryptophane et la valine (par ordre alphabétique). L'organisme sait aussi fabriquer des acides aminés, mais, lorsque les besoins augmentent dans certaines situations (phénomène de cicatrisation, agressions bactériennes et virales, croissance…), il est incapable d'en synthétiser suffisamment. Ces besoins en acides aminés semi-essentiels doivent donc impérativement être couverts par l'alimentation (la cystéine, la glutamine, la taurine, l'arginine et l'histidine).

Les protéines assurent de multiples fonctions puisqu'elles participent à la constitution des cellules (rôle de structure des membranes). Elles ont aussi des fonctions enzymatiques, hormonales (insuline, glucagon…), immunitaires (anticorps…). Dans les muscles, deux structures, appelées actine et myosine, concentrent les protéines. Les protéines assurent également la transduction (récepteurs permettant la transmission des signaux) et la transcription d'informations (contrôle de l'expression des gènes).

Pour en savoir plus : les acides aminés

Protéines animales et végétales

Protéines de source animale (en moyenne)	Caractéristiques
Viande 130 g : 26 g en moyenne de protides	Les protéines représentent en moyenne 20 %.
Poisson 150 g : 25 g	Composition protéique proche de celle des viandes.
Œuf • Blanc • Jaune	90 % de protéines (essentiellement ovalbumine). 30 % de protéines (essentiellement l'ovo-vitelline).
Lait, produits laitiers 200 ml de lait = 2 yaourts = 100 g de fromage blanc	35 g de protéines par litre de lait (80 % de caséine).
Protéines de source végétale (moyenne)	**Caractéristiques**
Céréales (blé, riz, maïs, seigle…) 50 g : 5 g de protides	Elles contiennent 10 % de protéines en moyenne. Elles sont riches en acides aminés soufrés (méthionine, cystéine), pauvres en lysine et en isoleucine.
Légumineuses (lentilles, haricots blancs, petits pois, pois chiches, fèves…) 50 g : 5 g de protides	Elles contiennent 10 % de protéines riches en lysine et pauvre en acides aminés soufrés et en valine.

Source : Laurent Chevallier, *Nutrition, principes et conseils*, Masson, 2009.

6

Des menus pour vous guider

Stimulez vos papilles

Avant que vous ne laissiez libre cours à votre imagination, nous vous proposons dans ce chapitre des idées de menus. J'insiste sur l'importance des collations (dont nous avons défini le contenu p. 162). Ces menus, agrémentés d'une recette par jour, sont pensés pour vous aider à bien contrôler votre poids et éviter les rechutes. Vous pouvez adapter les quantités en fonction de votre âge et, bien sûr, de votre degré d'activité physique. Libre à vous de les interpréter aussi en fonction de vos goûts et de personnaliser votre assiette : n'hésitez pas à préparer certains menus plusieurs fois par semaine. Ils ne sont pas onéreux, mais vous devez toujours choisir des produits de qualité, le plus souvent bio. Aucun aliment naturel n'est interdit, mais la majorité des produits industriels doivent être écartés. Certains se sont néanmoins améliorés, notamment grâce au bio. Lisez bien les étiquettes et choisissez ceux qui contiennent le moins d'additifs.

Ces menus répondent aux critères que nous avons élaborés au cours des différents chapitres. Ils sont là pour vous rappeler que se nourrir est aussi un acte de sociabilité, d'où l'importance de prendre plaisir à cuisiner, même de manière simple ! N'oubliez pas l'hospitalité !

PRINTEMPS-ÉTÉ

Lundi

Midi	Épaule d'agneau **Aubergines et poivrons marinés** Riz basmati Salade verte Fromage blanc à la cannelle Fruit de saison
Soir	Salade de champignons de Paris à l'estragon Jambon cru dégraissé Brousse Ananas

Aubergines et poivrons marinés

Ingrédients : aubergines et poivrons marinés dans l'huile d'olive, ail et citron.

Préparer les aubergines coupées en rondelles et les poivrons coupés dans le sens de la longueur et épépinés. Les cuire au four 45 mn à 140 °C et les laisser mariner une nuit.

Faire revenir l'ensemble dans un peu d'huile d'olive à la poêle environ 10 mn. Sortir les poivrons et les peler. Écraser de l'ail, remettre poivrons et ail dans la poêle, ajouter du thym, faire revenir à feu doux environ 10 mn.

Mardi

Midi	Cuisse de poulet rôtie Pommes de terre caramélisées au miel de romarin (lors de la préparation des pommes de terre sautées dans l'huile d'olive, ajouter en fin de cuisson un peu de miel de romarin et laisser rissoler 2 mn de plus), persil Yaourt nature avec morceaux de fruits frais
Soir	**Salade de courgettes à la tapenade d'olives vertes** Blanc de poulet froid (reste du midi) Faisselle aux pommes râpées

Salade de courgettes à la tapenade d'olives vertes

Ingrédients : petites courgettes bio à couper en longueur, tapenade verte et citron.

Faire cuire les courgettes 5 mn, pas plus, pour qu'elles restent croquantes, et les évider. Disposer la tapenade à l'aide d'une petite cuillère sur les courgettes. Les arroser d'un filet d'huile d'olive et de citron.

Mercredi

Midi

Steak maigre (tende de tranche, rumsteak, steak haché 5 % de matière grasse)
Tomates, oignons, jeunes carottes braisées
Caillé de brebis au basilic
Fruit de saison

Soir

Omelette façon soufflé aux pointes d'asperges
Salade verte
Pommes au four (sans sucre)

Omelette façon soufflé aux pointes d'asperges

Ingrédients : 2 œufs pour 4 à 6 pointes d'asperges, aneth.

Mettre un petit filet d'huile d'olive au fond de la poêle, battre les jaunes d'œuf et les blancs en neige séparément, ajouter l'aneth. Braiser les pointes d'asperges crues dans la poêle 3 mn environ. Ajouter ensuite les jaunes d'œuf, puis les blancs en neige. Mélanger l'ensemble délicatement dans la poêle et laisser cuire environ 3 à 4 mn.

Jeudi

Journée végétarienne

Midi	Pois chiches en bocal (à bien rincer), à réchauffer à la poêle, épinards jeunes pousses (à mettre au dernier moment à peine 1 mn), ajouter du cumin en poudre, mélanger l'ensemble Œuf dur en rondelles Salade de mesclun vinaigrette Fruit de saison
Soir	**Écrasé de tomates au basilic, pain de campagne à l'ail** Patate douce avec filet d'huile de noix Fromage blanc Abricot poché (pocher les ½ abricots frais dans une infusion de verveine 10 mn. Les faire revenir dans une poêle avec 1 c. à café de miel et de cardamome)

Ecrasé de tomates au basilic, pain de campagne à l'ail

Dans une cocotte, faire dorer un oignon, ajouter la pulpe de tomate, fraîche de préférence, sinon en bocal, et laisser cuire 15 mn à feu doux pour faire réduire. Au grille-pain, mettre des tranches de pain de campagne, puis les frotter à l'ail et ajouter le coulis de tomates chaud avec quelques feuilles de basilic ciselées.

Vendredi

Midi	**Sauté de crevettes au citron et à la coriandre** Quinoa Salade de roquette vinaigrette Fromage blanc Pêches au romarin
Soir	Salade composée : fenouil, mâche, mozzarella, melon en dés (ou autre fruit de saison) Œuf mollet Compote de pommes à la cannelle

Sauté de crevettes au citron et à la coriandre

Ingrédients : crevettes (4 à 6 par personne selon taille).

Faire revenir les crevettes dans une poêle avec un peu d'huile d'olive, ajouter les échalotes, le zeste de citron râpé bio et ¼ de verre de vin blanc en fin de cuisson. Préparer à la cocotte-minute le quinoa et ajouter de la coriandre fraîche (option : remplacer le quinoa par du riz).

Samedi

Midi	Tranches de gigot, pois gourmandes, échalotes Salade de mesclun vinaigrette Yaourt nature avec morceaux de fruits frais
Soir	Gaspacho (idéalement maison, sinon du commerce bio et en bouteille ; y ajouter des dés de concombre et, pour ceux qui l'apprécient, quelques gouttes de tabasco ou du piment d'Espelette) Salade de pommes de terre (roseval, les rouges), oignons, tomates cœur-de-bœuf Fromage blanc à la ciboulette **Compote de fruits rouges maison**

Compote de fruits rouges maison

Ingrédients : fraises, cassis, framboises.

Mixer l'ensemble des fruits, ajouter un jus de citron et une pointe de miel (facultatif : enlever les graines en passant au chinois). Faire réduire à feu doux pendant 10 mn en remuant bien, ajouter une pointe de vanille et un peu de cannelle.

Servir sur une faisselle par exemple.

Dimanche

Midi

Blanquette de poulet au parfum de garrigue
Semoule de maïs
Fromage blanc à la vanille naturelle
Fruit de saison

Soir

Salade composée : supions, Saint-Jacques, tomates en morceaux, pommes en cubes
Yaourt nature avec compotée de brugnons à la menthe

Blanquette de poulet au parfum de garrigue

Ingrédients : blancs de poulet, échalotes, carottes.

Couper les blancs de poulet en dés et les faire revenir dans une cocotte, ajouter 3 échalotes émincées, les carottes coupées en fines tranches et un bol d'infusion de thym. Laisser cuire 10 mn à la cocotte-minute.

Lundi

Midi	Cuisse de lapin Courgettes et aubergines braisées, semoule de maïs Faisselle aux fraises (sans sucre)
Soir	**Émietté de morue à la tapenade d'olives noires** Haricots verts Fromage blanc Compote d'abricots à la fleur de lavande

Émietté de morue à la tapenade d'olives noires

Ingrédients : 3 filets de morue, tapenade d'olives noires, ail écrasé.

Faire cuire les filets dans un court-bouillon pendant 6 mn, puis les émietter et les mettre dans un plat avec une c. à soupe d'huile d'olive, un peu d'ail écrasé. Ajouter au dernier moment la tapenade d'olive noire.

Servir avec des haricots verts.

Mardi

Midi

Tagliatelles de courgettes façon bolognaise
Pomme de terre à l'eau en rondelles
Fromage blanc à la vanille naturelle
Fruit de saison

Soir

Soupe de légumes froide (épinards, petits pois). Une fois cuits, les mixer dans un bouillon (légumes bio), ajouter à la fin un peu de lait
Petits-suisses (2)
Salade de fruits frais

Tagliatelles de courgettes façon bolognaise

Ingrédients : courgettes, bœuf haché (200 g pour 2 personnes), 1 œuf, ½ verre de lait, poivre, curry.

Découper les courgettes dans le sens de la longueur à l'aide d'un épluche-légumes, faire des tranches fines. Graisser avec un peu d'huile d'olive un plat à four en verre, puis dresser les courgettes au fond du plat. Faire revenir la viande hachée, mélanger avec un œuf et un peu de lait comme liant, déposer l'ensemble sur les lamelles de courgettes. Mettre au four pendant un quart d'heure, saupoudrer d'un peu de poivre et de curry.

Mercredi

Midi

Filets de truite aux baies roses (option : amandes) et aneth
Purée de carottes
Brousse à la ciboulette
Fruit de saison

Soir

Assiette de crudités
Lentilles vertes en salade, échalotes, tomates séchées
Yaourt nature
Poires pochées aux clous de girofle

Filets de truite aux baies roses (option : amandes) et aneth

Ingrédients : filets de truite frais.

Dans un plat à four, disposer les filets de truite, arroser d'un filet d'huile d'olive, ajouter quelques baies roses ou de la poudre d'amandes et un peu d'eau. Faire cuire au four à 160 °C pendant 20 mn. Saupoudrer d'aneth avant de servir.

Jeudi

Journée végétarienne

Midi

Assiette de légumes cuits : oignons, poivrons, chou-fleur, brocolis, courgettes (facultatif, sinon les garder pour le soir), filet d'huile de noix, paprika
Clafoutis aux abricots (faire légèrement cuire les ½ abricots dans une c. à soupe de miel, poêler), ajouter de la poudre de noisettes.

Soir

Terrine de courgettes
Salade verte vinaigrette
Fromage blanc
Compote de pêches

Terrine de courgettes

Ingrédients : courgettes, 2 œufs, 2 c. à soupe de brousse, ciboulette, curcuma, poudre d'amandes.

Faire blanchir les courgettes coupées en rondelles 5 mn à la cocotte-minute avec un peu d'ail écrasé et de laurier. Égoutter les courgettes, les mélanger avec la brousse et les œufs + ½ tasse de lait. Ajouter la ciboulette et le curcuma. Mettre le tout dans un plat en verre au four pendant 20 mn à 140 °C. À consommer chaud ou froid.

Ajouter éventuellement une tomate fraîche.

Vendredi

Midi	**Sauté de dinde aux pruneaux et à la muscade** Semoule de maïs, carottes braisées Yaourt nature avec mûres ou framboises
Soir	Salade composée : avocat, concombre, oignon rouge à découper en petits morceaux, jus de citron Caillé de brebis Figues

Sauté de dinde aux pruneaux et à la muscade

Ingrédients : dinde en morceaux, oignon doux des Cévennes, noix de muscade, pruneaux.

Faire rôtir les morceaux de viande (3 à 4 par personne selon taille) dans une cocotte, puis ajouter un oignon émincé et une pointe de muscade râpée. Ajouter les pruneaux secs et ½ verre d'eau. Laisser cuire une demi-heure.

Servir accompagné de semoule de maïs et de carottes braisées.

Samedi

Midi	**Tartine campagnarde poulet, tomate et poivron** Salade verte vinaigrette Yaourt brebis Fruits rouges
Soir	Salade de radis, carottes, fenouil coupé en morceaux Brandade de morue, pomme de terre vapeur Petits-suisses (2) Pêches pochées à la verveine

Tartine campagnarde poulet, tomate et poivron

Ingrédients : 2 belles tranches de pain de campagne, 2 grosses tomates, blanc de poulet, échalotes, poivrons.

Au fond d'un moule, disposer les 2 tranches de pain de campagne avec un petit filet d'huile d'olive. Couper en tranches fines les tomates et les disposer sur le pain, avec les échalotes émincées et les poivrons crus. Ajouter de l'origan. Faire cuire à part les blancs de poulet et les découper en dés avant de les disposer sur les tranches de pain. Facultatif : ajouter des olives noires dénoyautées. Laisser cuire à four doux pendant 15 mn à 100 °C.

Servir avec une salade verte.

Dimanche

Midi	**Saint-Jacques au lait de coco et citron vert, navets dorés et topinambours ou pommes de terre** Fromage blanc à la rhubarbe
Soir	Salade de scarole aux pois chiches saupoudrée de cumin Yaourt nature Compote d'abricots aux pignons

Saint Jacques au lait de coco et citron vert, navets dorés et topinambours ou pommes de terre

Ingrédients : Saint-Jacques (4 par personne selon taille), lait de coco (emballage carton), citron vert.

Disposer les Saint-Jacques dans du lait de coco la veille. Les faire dorer rapidement, ajouter un jus de citron vert dans une poêle. Faire cuire à la vapeur les navets dorés et les topinambours ou quelques pommes de terre avec du laurier et servir arrosé d'un filet d'huile de noix avec un peu d'anis vert.

Lundi

Midi	**Aiguillettes de canard (sauce au vin)** Purée de pommes de terre à la noix Salade de mesclun vinaigrette Faisselle Fruit de saison
Soir	Chou rouge, amandes émondées (en fines lamelles), boulgour, vinaigrette à l'huile de noix Yaourt nature Compote de pommes

Aiguillettes de canard (sauce au vin)

Ingrédients : aiguillettes de canard (2 par personne), farine d'épeautre.

Faire revenir les aiguillettes dans un peu d'huile d'olive (et éventuellement une c. à café de miel de romarin) puis les déglacer avec un vin doux, type banyuls. Ajouter quelques zestes de citron bio râpé et une petite c. à café de farine d'épeautre pour lier la sauce.

Mardi

Midi

Blancs de poulet aux amandes et au curry
Panais, céleri-rave, olives noires
Yaourt nature avec morceaux de fruits frais

Soir

Salade composée : mâche, tomates cerises, graines germées (facultatif : truite fumée), basilic, lamelles de pomme de terre
Brousse à la feuille de menthe avec compotée de brugnons

Blancs de poulet aux amandes et au curry

Ingrédients : blancs de poulet, 4 oignons doux émincés, ail (frais idéalement ou en poudre), 1 bouquet garni (thym et laurier).

Faire dorer les blancs de poulet coupés en lamelles dans une cocotte, ajouter les oignons, un peu d'huile d'olive et éventuellement un peu de bouillon de légumes. Arroser d'un jus de citron, ajouter du curry, et faire cuire 15 mn à feu doux.

Mercredi

Midi	**Rillettes de maquereau à l'aneth et à la ciboulette** Polenta au romarin Yaourt brebis aux fruits rouges
Soir	Salade composée : poivrons rouges en lamelles, concombre, courgette crue, betteraves rouges râpées crues, chair de crabe, vinaigrette à l'huile de noix, anis vert en poudre Œuf dur Petits suisses (2) Melon ou pastèque

Rillettes de maquereau à l'aneth et à la ciboulette

Ingrédients : filets de maquereau frais ou surgelés de préférence, échalotes, olives vertes dénoyautées (en bocal).

Dans un bol de mixeur, disposer les filets de maquereau avec l'échalote, les olives vertes dénoyautées, de l'aneth, de la ciboulette et un zeste de citron bio râpé. Ajouter 1 c. à soupe d'huile d'olive et mixer.

Mettre au frais la veille et servir avec quelques feuilles de basilic.

Jeudi

Journée végétarienne

Midi	Salade mâche et roquette aux pignons de pin vinaigrette Taboulé ou quinoa aux raisins secs Fromage blanc saupoudré de chocolat maigre (marques bio éthique non sucré) Fruit de saison
Soir	Toast aux tomates séchées, fonds d'artichauts **Soufflé de fenouil à la ciboulette** Compote de poires à la vanille naturelle

Soufflé de fenouil à la ciboulette

Ingrédients : fenouil, ciboulette fraîche, 2 œufs.

Préparer le fenouil en lamelles, le faire blanchir 10 mn dans une cocotte-minute, puis égoutter. Œufs : séparer les blancs des jaunes, monter en neige ferme les blancs, battre les jaunes, ciseler et incorporer la ciboulette délicatement. Ajouter une pointe de paprika. Incorporer le fenouil égoutté. Remuer l'ensemble avec les blancs délicatement puis mettre au four 25 mn à 160 °C.

Vendredi

Midi	**Sauté de veau aux échalotes et au gingembre** Haricots verts, carottes Yaourt nature à la poudre de noisettes Fruit de saison
Soir	Brandade de morue, lamelles de poivron rouge sur tartine grillée (option : blinis à la place du pain) Salade verte aux câpres vinaigrette Salade de fruits rouges à la menthe

Sauté de veau aux échalotes et au gingembre

Ingrédients : veau, gingembre poudre, oignons, carottes jaunes.

Faire revenir la viande dans un peu d'huile d'olive, ajouter les carottes, et les oignons à roussir. Arroser d'½ verre de vin blanc et incorporer bouquet garni (laurier, thym). Terminer en saupoudrant de gingembre. Cuire à feu doux ou à la cocotte-minute pendant 15 mn.

Samedi

Midi

Filets de sardine à la crème d'anchois et au curcuma
Purée de pomme de terre, aubergines grillées au four
Fromage blanc à la cannelle
Fruit de saison

Soir

Salade composée : betteraves rouges, haricots verts, échalotes, ciboulette
Œuf dur
Faisselle
Soupe de fraises (fraises mixées, yaourt brebis)

Filets de sardine à la crème d'anchois et au curcuma

Ingrédients : filets de sardine frais ou surgelés idéalement, anchois, ail (facultatif : ajouter du curry).

Mettre des filets de sardine dans un plat où l'on aura auparavant versé le jus de 2 citrons. Ajouter les filets d'anchois, mixer avec une gousse d'ail. Saupoudrer de curcuma et verser un filet d'huile d'olive. Mettre au four 20 mn à 160 °C.

Dimanche

Midi

Grillade de crevettes et dés de colin
Carottes, pois cassés
Fromage blanc, coulis de framboises (sans sucre)
Fruit de saison

Soir

Velouté de courgettes froid
Omelette-crêpe au romarin (œuf + farine d'épeautre ou de pois chiches)
Melon à la menthe
Yaourt nature

Grillade de crevettes et dés de colin

Ingrédients : crevettes (6 par personne si petites), colin (4 petits dés par personne), olives noires dénoyautées, fenouil (le faire mariner la veille dans du citron), ananas.

Dans un plat en terre, disposer les crevettes, les morceaux d'ananas, les olives noires dénoyautées et le fenouil finement coupé. Arroser d'une tisane de verveine au citron et laisser cuire 20 mn au four à 120 °C

Lundi

Midi	Darne de cabillaud au court-bouillon Brocolis et oignons sautés à la poêle Yaourt de chèvre, feuilles de menthe Fruit de saison
Soir	Assiette de légumes cuits : chou-fleur, carottes, tomates, céleri-rave, haricots coco (haricots plats), **sauce d'été** Salade mâche et roquette vinaigrette Brousse Pêche à la sarriette

Sauce d'été – au choix

Béchamel allégée

Ingrédients : lait bio, farine d'épeautre.

Farine d'épeautre à dissoudre à froid dans un peu de lait bio (2 c. à soupe pour environ ¼ de litre). Faire réchauffer à feu doux en mélangeant en continu pour éviter les grumeaux. Ajouter de la noix de muscade râpée, un peu de poivre. Colorer la béchamel avec du curry.

Sauce au fromage blanc

Ingrédients : 4 c. à soupe de fromage blanc, dés de concombre coupés menus, basilic ciselé et quelques graines de moutarde.

Mélanger l'ensemble et laisser au frais avant de servir.

Mardi

Midi	Aiguillettes de poulet Côtes de blettes à la vapeur Oignons, carottes, lentilles corail Fromage blanc au gingembre Fruit de saison
Soir	Asperges du Midi vinaigrette Assiette de haricots verts, persil, tomates provençales, filet d'huile de noix Yaourt nature **Pain d'épice**

Pain d'épice à la pêche et au romarin

Ingrédients : pain d'épice, pêches, romarin.

Pain d'épice (si possible de seigle, moins sucré) à disposer dans un plat en terre. Plonger les oreillons de pêche dans une infusion au romarin pendant 10 mn. Les disposer sur le pain d'épice. Saupoudrer de poudre de noisettes, passer au four 15 mn à 60 °C.

Mercredi

Midi	**Filet de dorade au lait de coco** Riz, fenouil Yaourt nature avec morceaux de fruits frais
Soir	Duo de radis rouges et noirs au jus de citron et à la menthe Émietté de thon Faisselle Compote de fruits rouges maison

Filet de dorade au lait de coco

Ingrédients : filet de dorade (environ 100 g par personne), lait de coco, citron vert, aneth.

Mettre les filets de dorade la veille dans du lait de coco et les faire mariner avec un jus de citron vert et de l'aneth. Le lendemain, couper les filets en tranches fines en longueur. Les passer au four 15 mn à 140 °C et ajouter un peu de poudre d'amandes.

Servir accompagné de riz et de fenouil braisé. Ajouter un peu d'estragon frais ou sec.

Jeudi

Journée végétarienne

Midi

Tomate cœur-de-bœuf crue, y introduire : rondelles de mozzarella, semoule de maïs, pois chiches, échalotes, romarin, arroser de jus de citron et d'un peu d'huile de noix
Brousse à l'origan
Fruit de saison

Soir

Taboulé de quinoa
Soupe de légumes
Caviar d'aubergine
Fromage blanc avec 1 c. à café de confiture d'abricots maison

Taboulé de quinoa

Ingrédients : ½ verre de quinoa par personne, une courgette jaune, 1 courgette verte, 2 poivrons (1 rouge et 1 vert), origan, olives vertes, raisins secs, jus de 2 citrons verts.

Cuire le quinoa puis ajouter les courgettes dans un bouillon de légumes 15 mn à la cocotte-minute (courgette à découper une fois égouttées). Mélanger avec les olives dénoyautées et les poivrons émincés crus. Tremper les raisins dans le bouillon de légumes et les ajouter au dernier moment.

Vendredi

Midi	Paella maison : moules, crevettes, légumes, riz rond safrané Salade de roquette vinaigrette Yaourt à la compotée de poires à l'anis
Soir	**Anchoïade de légumes** Tarte abricots, brugnons maison à l'anis avec amandes émondées

Anchoïade de légumes

Ingrédients : légumes variés (les choisir bio frais) : chou-fleur, carottes, tomates cerises, céleri, champignons de Paris, concombre, céleri.

Dans un bol de mixeur, mettre des filets d'anchois, une gousse d'ail, des câpres, des olives noires dénoyautées, 1 c. à soupe de fromage blanc et 1 c. à soupe d'huile d'olive et mixer le tout.

Servir les légumes en accompagnement.

Samedi

Midi

Filet de dorade, riz rouge
Salade de chou vert au paprika
Fromage blanc
Fruit de saison

Soir

Salade composée : quinoa, concombre, tomate, pamplemousse rose, raisins secs, menthe
Caillé de brebis à la vanille naturelle
Salade de fruits frais

Filet de dorade, riz rouge

Ingrédients : filet de dorade frais, riz rouge, romarin, abricots, bouquet garni (laurier, thym).

Faire cuire le riz rouge une demi-heure dans la cocotte-minute avec le bouquet garni (option : riz blanc basmati si manque de temps). Dans un plat en terre, disposer les oreillons d'abricots frais sur le filet de dorade, faire une infusion de romarin et la verser. Mettre au four à 160 °C 25 mn, puis servir l'ensemble.

Dimanche

Midi	**Aiguillettes de canard à la purée de céleri-rave, au laurier et à la muscade** Salade de mâche aux pignons de pin vinaigrette Fromage blanc aux abricots grillés
Soir	Soupe froide de courgettes (cuire à peine 5 mn, mixer), graines de sésame Brousse au basilic Salade de fruits rouges

Aiguillettes de canard à la purée de céleri-rave, au laurier et à la muscade

Ingrédients : aiguillettes de canard, céleri-rave, échalotes.

Dans un plat en terre, disposer les aiguillettes de canard, les échalotes, un brin de laurier et arroser d'huile d'olive. Mettre au four à 160 °C pendant 15 mn. Sortir les aiguillettes, les couper en fines lamelles, puis mettre dans un plat à gratin la purée de céleri-rave et les aiguillettes ainsi préparées. Ajouter un peu de lait. Faire dorer 15 mn en saupoudrant de muscade.

AUTOMNE-HIVER

Lundi

Midi	Avocat, confit de pomme, jus de citron Blanc de poulet, brocolis, carottes, riz pilaf Salade verte vinaigrette Yaourt nature
Soir	**Hareng aux pommes** Fromage blanc avec fruits secs Compote figues-bananes

Hareng aux pommes

Ingrédients : 3 pommes reinette, 3 filets de hareng.

Peler 2 ou 3 pommes de préférence de type reinette, ou golden de qualité. Les découper en tranches de moyenne épaisseur, puis les disposer dans le fond d'un plat. Ajouter les filets de hareng. Verser un peu d'huile de noix et quelques gouttes de vinaigre de cidre. Saupoudrer de persil et d'aneth.

Mardi

Midi	Blanc de poireau tiède vinaigrette **Purée de pommes de terre au thon** Fromage blanc à la poudre de cacao non sucrée (100 % cacao) Fruit de saison
Soir	Soupe de légumes (idéalement maison ou bio en bouteille de verre), avec quelques topinambours comme liant Salade composée : mâche, crevettes, œuf dur Fromage blanc Compote de pommes à la cannelle

Purée de pommes de terre au thon

Ingrédients : une boîte de miettes de thon, 3 à 4 pommes de terre, un œuf dur.

Cuire des pommes de terre pelées à l'eau avec une feuille de laurier, puis les écraser à la fourchette. Ajouter le contenu d'une boîte de thon de qualité en miettes. Bien mélanger l'ensemble et y verser un petit verre de lait, saupoudrer d'un peu de poivre et de muscade.

Mercredi

Midi	Betteraves vinaigrette Lapin (moutarde et curry) carottes, brocolis Fromage blanc, noix de coco en poudre
Soir	**Soupe de lentilles** Salade verte (+ éventuellement restes de lapin du déjeuner) Faisselle à la poudre de noisettes Compote pommes-mangue

Soupe de lentilles

Ingrédients : lentilles, carré de bouillon de légumes en cubes bio.

Dans un bol verser ⅓ de lentilles, ⅔ d'eau (bouillon de légumes en cubes). Passer au micro-ondes pendant 3 mn puissance maxi. Mixer et servir en ajoutant du cumin et ½ c. à soupe d'huile de noix.

Jeudi

Journée végétarienne

Midi

Chou rouge vinaigrette
Patates douces, carottes, céleri en branche, fonds d'artichauts (à cuire dans un bouillon de légumes en cocotte-minute environ 8 mn avec bouquet garni)
Sauce d'accompagnement des légumes
Yaourt nature
Raisin

Soir

Soupe de cresson (idéalement maison)
Œuf mollet
Chou-fleur et pommes golden en quartiers vinaigrette
Fromage blanc
Poire ou autre fruit de saison

Sauce d'accompagnement des légumes

Ingrédients : fromage blanc environ 100 g (4 c. à soupe) selon le nombre de convives et une petite c. à café de moutarde en grains à l'ancienne. Ajouter 1 ou 2 échalotes finement émincées et, selon les goûts, un peu de poudre d'ail et d'anis vert ou de ciboulette.

Mélanger l'ensemble et servir (froid) sur les légumes cuits.

Vendredi

Midi	Salade de mâche vinaigrette **Maquereaux à la moutarde et au gingembre** Pomme de terre vapeur et haricots verts Fromage blanc avec 3 à 5 marrons naturels (en bocal) écrasés (sans sucre ajouté)
Soir	Soupe de légumes (idéalement maison) Œuf dur Faisselle à la cardamome Compote poires-kiwi

Maquereaux à la moutarde et au gingembre

Ingrédients : filets de maquereau selon le nombre de convives, fromage blanc (3 c. à soupe), moutarde de Dijon, poudre de gingembre.

Mettre l'équivalent d'½ verre d'eau au fond de la poêle, y déposer les filets de maquereau, laisser cuire, en recouvrant, pas plus de 6 mn en retournant les filets au bout de 3 mn. Les égoutter puis les déposer dans un petit plat. Préparer une sauce à base de fromage blanc mélangé à la moutarde, d'un peu de vin blanc et de poudre de gingembre. Un petit peu de ciboulette si vous en avez sera du meilleur effet.

Samedi

Midi	Salade de fenouil au citron vert Tranche de gigot, endives braisées aux champignons Fromage blanc aux dattes dénoyautées non sucrées (2 à 3)
Soir	Salade composée : mâche, noix, magret de canard fumé dégraissé Caillé de brebis à la vanille naturelle **Pomme-ananas au four sur lit d'amandes**

Pomme-ananas au four sur lit d'amandes

Ingrédients : pommes, ananas frais, amandes émondées, vanille.

Dans un petit plat à tarte en terre, disposer des tranches de pommes. Saupoudrer d'amandes émondées et de vanille en poudre et recouvrir de tranches d'ananas. Mettre au four 15 mn à 160 °C.

Dimanche

Midi	**Choucroute de la mer** : choucroute, lotte, cabillaud, haddock fumé Brousse aux fruits secs Fruit de saison
Soir	Salade haricots verts, échalotes, œuf dur ou mollet Fromage blanc Salade de fruits de saison (orange, mandarine, kiwi…)

Choucroute de la mer

Ingrédients : 400 g de choucroute en bocal cuite au riesling (au rayon traiteur), une queue de lotte, darne de cabillaud, haddock fumé à couper en morceaux.

Faire un court-bouillon pour cuire la lotte et le cabillaud 10 mn environ. Réchauffer la choucroute dans une cocotte et adjoindre les poissons (mettre le haddock au dernier moment sur la choucroute fumante) et 3 clous de girofle (facultatif : baies de genièvre), y ajouter une pomme en lamelles.

Lundi

Midi	Salade d'endives et de betteraves aux noix Aiguillettes de canard Pommes de terre et carottes braisées Faisselle au gingembre confit ou en poudre Fruit de saison
Soir	Soupe de légumes Salade des rivières : truite fumée et céleri-rave râpé, mâche, assaisonnement au citron Fromage blanc **Poires à la badiane**

Poires à la badiane

Ingrédients : poires (louise-bonne) à éplucher et épépiner, anis étoilé (3 à 4).

Mettre l'équivalent de deux bols d'eau à faire bouillir avec l'anis étoilé pendant environ un quart d'heure. Préparer les poires coupées en fines lamelles d'environ 1 cm et les pocher dans la décoction pendant 10 mn. Laisser refroidir et retirer les fruits.

À servir en saupoudrant d'un peu de cannelle. Préparer de préférence la veille.

Mardi

Midi	Escalope de veau Boulgour, poêlée de légumes Yaourt nature Salade de fruits frais de saison (mandarine, kiwi)
Soir	Soupe à la tomate Roquette aux noix et pamplemousse Fromage blanc à la cannelle **Pain perdu aux figues sèches et aux pommes**

Pain perdu aux figues sèches et aux pommes

Ingrédients : pain de seigle (ou complet ou multicéréales), pommes, figues sèches.

Dans un plat en terre, placer les tranches de pain complet ou de seigle. Disposer les pommes sur les tranches puis les figues sèches. Ajouter un peu de lait vanillé. Mettre au four 10 mn à 120 °C.

Mercredi

Midi	Poireaux, chou-fleur vinaigrette **Poulet aux amandes et au citron**, à servir avec choux de Bruxelles, y associer éventuellement un peu de lentilles Fromage blanc nature Fruit de saison
Soir	Soupe de cresson Salade verte, crevettes, œuf dur Caillé de brebis Compote pommes-pruneaux

Poulet aux amandes et au citron

Ingrédients : blancs de poulet, citrons pressés, jus de citron, citrons confits (1 à 2), poudre d'amandes, oignons doux émincés, bouquet garni.

Faire chauffer l'huile dans une cocotte, y déposer les blancs de poulet coupés en lamelles et les faire dorer. Ajouter les oignons et les faire légèrement roussir, puis les citrons pressés et les citrons confits. Verser au dernier moment la poudre d'amandes, après avoir laissé cuire pendant environ 15 mn à feu doux.

Jeudi

Journée végétarienne

Midi

Riz au curry et aux légumes
Fromage blanc
Salade de fruits de saison (pamplemousse, pomme…)

Soir

Soufflé de potimarron à la muscade
Salade de mâche vinaigrette
Petits-suisses (2)
Compote pommes-bananes

Soufflé de potimarron à la muscade

Ingrédients : potimarron (600 g) à la chair bien orangée, 2 œufs, noix de muscade, 1 tasse de lait.

Faire bouillir le potimarron dans un peu d'eau avec quelques feuilles de laurier et éventuellement une gousse d'ail (retirée à la fin de la cuisson). Lorsque la chair est suffisamment tendre, arrêter la cuisson. Mettre dans une terrine, écraser à la fourchette, battre 2 jaunes d'œuf avec un peu d'huile d'olive et monter les deux blancs en neige de façon ferme. Ajouter le lait et mélanger le tout en soulevant. Mettre dans un moule à soufflé. Cuire au four 20 mn à 180 °C. Ajouter de la noix de muscade en poudre.

Vendredi

Midi	Laitue à l'échalote vinaigrette Poêlée de légumes et pommes de terre (1 à 2) Steak haché à 5 % de matière grasse ou autre viande maigre : rumsteak, tende de tranche Fromage blanc Fruit de saison
Soir	**Soupe à l'oignon** Avocat aux crevettes bretonnes (bouquet) vinaigrette ou sauce au yaourt Faisselle Compote pommes-kiwis

Soupe à l'oignon

Ingrédients : 2 gros oignons doux, poivre, un peu de sel, gingembre râpé.

Émincer les oignons et les faire revenir dans la poêle jusqu'à ce qu'ils roussissent. Les mettre ensuite dans une marmite ou une casserole, ajouter du bouillon Kub bio, laisser cuire 20 mn.

Servir avec de petits croûtons après avoir ajouté les épices (poivre et gingembre râpé).

Samedi

Midi	Salade de mâche et roquette vinaigrette **Sauté d'agneau aux agrumes et riz rouge** Fromage blanc aux abricots secs Fruit de saison
Soir	Velouté de courgettes Omelette à la betterave Caillé de brebis Compote poires-kiwis

Sauté d'agneau aux agrumes et riz rouge

Ingrédients : 500 g d'agneau dégraissé, un oignon, un pamplemousse jaune et un pomelos, riz rouge de Camargue.

Faire revenir l'agneau après l'avoir coupé en petits morceaux jusqu'à ce qu'il soit doré. Émincer l'oignon, ajouter du curcuma, cuire à feu doux pendant une petite demi-heure. Faire cuire le riz rouge dans de l'eau additionnée d'un peu de bouillon de légumes (cuisson du riz rouge : environ 45 mn). Égoutter le riz et ajouter les agrumes en fin de cuisson de la viande.

Dimanche

Midi	Chou rouge, carottes râpées, raisins secs, jus de citron Loup au four Fenouil, patate douce, navet, brocolis Fromage blanc à la poudre de cacao non sucrée (100 % cacao) Salade de fruits de saison (orange, kiwi…)
Soir	**Salade de blettes aux œufs durs et au citron** Faisselle sur des rondelles de banane saupoudrée de noix de coco râpée

Salade de blettes aux œufs durs et au citron

Ingrédients : côtes de blettes vertes et rouges (2 de chaque), 2 œufs durs, citron, cumin.

Séparer les feuilles des côtes de blettes. Couper les côtes en petits tronçons et les faire cuire dans un bouillon de légumes bio en cubes pendant 30 mn ou à la cocotte-minute pendant 5 mn. Les égoutter, préparer les œufs durs et les découper en rondelles. Les disposer sur les blettes, arroser d'un peu d'huile d'olive, de citron, et saupoudrer de cumin.

Lundi

Midi	Salade de chou rouge et de chou blanc Gambas grillées Fenouil braisé Fromage blanc Fruit de saison
Soir	Salade d'endives aux noix **Quinoa aux brocolis** Brousse Compote de mangue

Quinoa aux brocolis

Ingrédients : quinoa, 4 à 5 fleurs de brocolis, lamelles de poivron rouge.

Faire bouillir le quinoa dans un peu d'eau avec des feuilles de laurier pendant environ 20 mn et ajouter en milieu de cuisson les brocolis. Égoutter, laisser refroidir et assaisonner avec un mélange de citron et d'huile d'olive. Déposer les lamelles de poivron en étoile. (Facultatif : ajouter 1 à 2 filets d'anchois).

Mardi

Midi	Céleri-rave, haricots verts, persil vinaigrette Poulet basquaise, riz rond de Camargue Fromage blanc aux figues sèches (2 à 3)
Soir	Soupe aux champignons **Terrine de chou-fleur aux carottes** Petits-suisses (2) Compote pommes-bananes

Terrine de chou-fleur aux carottes

Ingrédients : un petit chou-fleur, 2 carottes, 2 œufs, cumin, un peu de poudre d'ail, ½ verre de lait.

Faire cuire le chou-fleur et les carottes pendant une demi-heure (ou 5 mn à la cocotte-minute). Écraser le chou-fleur cuit et les carottes à la fourchette, les incorporer aux autres ingrédients et ajouter les épices (1 pincée de cumin et de poudre d'ail). Mettre le tout dans un petit plat en verre et cuire 10 mn au micro-ondes puissance maxi ou 20 mn au bain-marie. Ajouter de la noix de muscade râpée.

Mercredi

Midi	Carottes râpées, champignons au cumin, betteraves, vinaigrette à l'huile de noix Aiguillettes de canard, purée de pomme de terre Yaourt aux pruneaux Fruit de saison
Soir	Soupe de légumes Fromage blanc **Tranches d'orange à la cannelle**

Tranches d'orange à la cannelle

Ingrédients : orange, cannelle, amandes émondées.

Disposer sur l'assiette à dessert des tranches fines d'orange, les saupoudrer légèrement de cannelle.

Les mettre au frais et les servir recouvertes de quelques amandes émondées.

Jeudi

Journée végétarienne

Midi

Riz aux épinards
Yaourt brebis
Salade de fruits (pomme, pamplemousse rose…)

Soir

Soupe de poivrons jaunes (poivrons jaunes, pomme de terre comme liant, piment d'Espelette)
Légumes variés en purée
Fromage blanc aux abricots secs
Compote pommes-châtaignes

Riz aux épinards

Ingrédients : épinards (jeunes pousses), riz, échalotes, olives noires dénoyautées en bocal, raisins secs, sauge (facultatif).

Cuire le riz à la vapeur. Faire revenir les échalotes. Tremper les raisins secs dans une infusion de thym. Ajouter au dernier moment des jeunes pousses d'épinards pendant quelques minutes. Mélanger ensuite avec le riz et les raisins secs, saupoudrer de sauge et d'un peu de poivre.

Vendredi

Midi	Carottes râpées Rumsteak Écrasé de pommes de terre, panais braisé Fromage blanc à l'ananas
Soir	**Clafoutis forestier** Salade d'endives Yaourt nature aux noix Salade de fruits frais

Clafoutis forestier

Ingrédients : crème fraîche, farine complète d'épeautre, un verre de lait, champignons de Paris, œuf, poivre gris, ciboulette.

Dans un petit plat à gratin, émincer les champignons frais de Paris. Mélanger dans un petit saladier la farine d'épeautre, la crème fraîche (2 c. à soupe), battre avec l'œuf jusqu'à ce que le mélange devienne mousseux et le répartir sur les champignons. Ajouter éventuellement un peu de chapelure (biscottes écrasées). Mettre au four 25 mn environ à 160 °C. Assaisonner de poivre et de ciboulette.

Samedi

Midi

Rillettes de sardine à l'anis vert et à l'estragon
Mélange de salades, pommes de terre, oignon doux vinaigrette
Fromage blanc avec morceaux de poire

Soir

Soupe de carottes
Œuf dur et avocat vinaigrette
Petits-suisses (2) avec compotée d'oranges à la cannelle et à la cardamome

Rillettes de sardine à l'anis vert et à l'estragon

Ingrédients : sardine en filets (frais ou surgelés, éventuellement en boîte, mais de bonne qualité), olives vertes.

Dans un bol de mixeur, disposer les filets de sardine avec l'échalote, les olives vertes dénoyautées, l'estragon (séché en cette saison) et un zeste de citron bio râpé. Ajouter 1 c. à soupe d'huile d'olive et mixer. Saupoudrer d'un peu d'anis vert.

Dimanche

Midi	Cailles aux oignons, carottes, navets jaunes Salade verte vinaigrette Fromage blanc **Riz au lait à la vanille naturelle et aux pommes cannelle**
Soir	Soupe de légumes Filet de dorade vapeur Fondue de poireaux Fromage blanc Compote pommes-mangues

Riz au lait à la vanille et aux pommes cannelle

Ingrédients : riz rond, pommes, cannelle, 1 gousse de vanille.

Faire cuire à la vapeur un bol de riz rond avec une gousse de vanille. Mettre dans une casserole des morceaux de pommes finement coupés et laisser fondre dans un peu d'eau bouillie avec de la cannelle. Égoutter, ajouter un peu de lait et, au dernier moment, les morceaux de pommes. Sucrer à peine avec un peu de miel.

Lundi

Midi	Carottes râpées Blanc de poulet, paprika, échalotes, semoule de maïs Yaourt chèvre avec compotée de pommes
Soir	**Grillade de crevettes et lieu au fenouil** Salade de mâche et jeunes pousses vinaigrette Compote pommes-coings

Grillade de crevettes et lieu au fenouil

Ingrédients : crevettes (4 à 5 par personne selon taille), 1 filet de lieu, ananas frais en morceaux, olives noires, fenouil.

Dans un plat en terre, disposer les crevettes, le lieu, les morceaux d'ananas, les olives noires dénoyautées et le fenouil finement coupé. Arroser d'une tisane de verveine au citron et laisser cuire 20 mn au four à 120 °C.

Mardi

Midi	Betteraves râpée, brocolis, oignons en salade Lapin Pomme de terre et haricots verts vapeur Fromage blanc avec fruits secs (2 à 3)
Soir	**Radis noir à l'huile d'olive et au citron** Caillé de brebis aux figues Compote de poires à la cardamome

Radis noir à l'huile d'olive et au citron

Ingrédients : radis noir, citron.

Éplucher le radis, le couper en fines rondelles et le disposer dans un ravier. Ajouter le jus de citron et un peu d'huile d'olive. Ajouter quelques filets d'anchois ou, selon les goûts, 1 œuf dur en rondelles.

Mercredi

Midi	Salade de mâche aux noix **Parmentier de canard (ou de lapin) au laurier et à la muscade** Fromage blanc à la poudre de cacao non sucrée (100 % cacao) Fruit de saison
Soir	Soupe de légumes Endives braisées ou jambon (à l'os, de qualité) Yaourt nature Salade d'oranges

Parmentier au canard (ou de lapin) au laurier et à la muscade

Ingrédients : aiguillettes (2 par personnes), thym, échalotes.

Dans un plat en terre ou en verre, disposer les aiguillettes de canard et les échalotes. Mettre au four à 160 °C pendant 15 mn. Sortir les aiguillettes, les mettre dans un plat avec la purée. Saupoudrer de thym et ajouter un peu de lait. Laisser au four 10 mn.

Jeudi

Journée végétarienne

Midi	Chou-fleur vinaigrette **Boulgour aux épinards et au piment** Fromage blanc Fruit de saison
Soir	Soupe de potimarron avec crevettes Salade d'endives Fromage blanc Compote poires-pommes

Boulgour aux épinards et au piment

Ingrédients : boulgour, pousses d'épinard, piment d'Espelette, cumin, gingembre en poudre.

Faire cuire à la vapeur les épinards. Les égoutter ou les poêler rapidement si vous optez pour les jeunes pousses. Faire cuire le boulgour avec un peu de cumin et une feuille de laurier 15 mn à la cocotte-minute. Égoutter le boulgour et servir avec les épinards aromatisés de poudre de gingembre et de piment d'Espelette.

Vendredi

Midi	Betteraves vinaigrette Lotte ou colin Haricots verts vapeur Fromage blanc avec pommes râpées
Soir	Salade de la mer : supions, Saint-Jacques, scarole, quelques rondelles de pomme de terre Faisselle **Salade de fruits secs à la badiane**

Salade de fruits secs à la badiane

Ingrédients : abricots secs, raisins secs, figues sèches, dattes sèches (sans sucre), badiane, poudre de noisettes.

La veille, faire une décoction de badiane (3 étoiles d'anis, ½ l d'eau). Dans un bol, mettre les fruits secs (abricots, figues, dattes, cranberries), verser la décoction et laisser reposer 12 h.

Sortir les fruits, les disposer dans un ramequin et les saupoudrer légèrement de poudre de noisettes au moment de servir.

Samedi

Midi	Poireaux tièdes vinaigrette **Moules au curry** Riz basmati Pomme au four aux raisins secs (sans sucre)
Soir	Poêlée de légumes racines (carottes, panais…) Salade verte aux pignons de pin vinaigrette Faisselle à la cannelle Compote pommes-poires

Moules au curry

Ingrédients : 1 kg de moules fraîches, vin blanc, 2 échalotes, curry.

Après avoir fait nettoyer les moules par le poissonnier, les mettre dans une marmite avec ½ verre de vin blanc et un verre d'eau. Cuire à couvert pendant environ 15 mn. Lorsque les moules sont bien ouvertes et cuites, les remuer afin qu'elles s'imprègnent du jus et ajouter le curry.

Dimanche

Midi	**Pot-au-feu aux épices** Salade de mâche aux pignons vinaigrette Tarte aux pommes maison
Soir	Soupe de poisson Endives braisées aux dattes (sans sucre) Brousse Compote de poires

Pot-au-feu aux épices

Ingrédients : bœuf type jarret ou plat de côte, légumes variés de saison.

Faire cuire le morceau de bœuf dans un bouillon de légumes (carottes, poireaux, pommes de terre, oignons piqués aux clous de girofle, ail, laurier) pendant 30 mn à la cocotte-minute.

Faire la paix avec son corps

Nous arrivons au terme de ce livre, et votre processus d'amaigrissement est bien amorcé. Il vous reste néanmoins une étape importante à réaliser : **faire la paix avec votre corps**. C'est indispensable si vous voulez mieux contrôler votre poids, définitivement, et (re)trouver une meilleure harmonie de vie. S'aimer et aimer son corps, accepter le regard des autres, est une part importante du processus de satisfaction dont dépend l'amaigrissement. L'insatisfaction corporelle est le plus souvent issue de normes psychosociales imposées. En d'autres temps, d'autres époques, les rondeurs étaient recherchées. Il n'y a qu'à observer les tableaux de Rubens au XVIIe siècle, de Boucher au XVIIIe siècle ou, plus proche de nous, la silhouette des femmes dans les années 1960. N'oubliez pas de soigner et de parer votre corps, par exemple en choisissant bien vos vêtements. Roland Barthes suggérait aux vêtements trois fonctions : la protection, la pudeur et la parure[1].

Cette dernière permet de mettre en valeur sa personne et de la distinguer des autres. Bien s'habiller, de façon élégante et assumée, permet de développer des émotions positives.

Notes

Introduction

1. Spécialiste du développement et coauteur du rapport « Future Diets » de l'Overseas Development Institute (ODI), 10 janvier 2014.
2. Dans le rapport remis fin janvier 2014 à la ministre de la Santé Marisol Touraine intitulé « Propositions pour un nouvel élan de la politique nutritionnelle française de santé publique dans le cadre de la stratégie nationale de santé », les professeurs Arnaud Basdevant et Serge Hercberg vont dans le bon sens, et leurs propositions sont celles que nous défendons depuis des années.

1. Pourquoi je grossis

1. Voir Docteur Laurent Chevallier, *Je maigris sain, je mange bien. Le régime du chasseur-cueilleur du XXIe siècle*, Fayard, 2011.
2. Il est devenu courant dans la littérature scientifique d'appeler cette alimentation le « régime cafétéria ».
3. Pour mieux appréhender les coûts du système de santé, la Caisse primaire d'assurance-maladie en 2013 a procédé à une analyse par grande maladie. Celle-ci montre la prépondérance des pathologies lourdes et chroniques en grande partie liées à l'environnement, dont la nourriture inadaptée. Ces pathologies pourraient être prévenues en partie par une meilleure hygiène de vie et une nourriture plus saine et mieux choisie.

– Maladies cardio-vasculaires : 14,7 milliards d'euros, elles représentent 10 % des dépenses totales d'assurance-maladie. Plus de la moitié de cette somme est le fait de deux pathologies, la maladie des vaisseaux du cœur (coronaires) : 4,4 milliards d'euros ; et les accidents vasculaires cérébraux (AVC) : 3,7 milliards d'euros.
– Diabète et autres facteurs de risque cardiovasculaire : 15,7 milliards d'euros, dont 7,5 milliards d'euros (5 % des dépenses totales) pour le diabète, 5,6 milliards pour l'hypertension artérielle (HTA), et 2,6 milliards pour l'hyperlipidémie.
– Cancers : 14,5 milliards. Les cancers du sein et du côlon représentent à eux seuls 19 % et 10 % des dépenses liées aux cancers (respectivement 2,7 et 1,5 milliards). Leurs déterminants se situent en grande partie parmi les facteurs environnementaux (pollution), dont l'alimentation.

4. Benoît Bréville, *Le Monde diplomatique*, septembre 2012.
5. Une augmentation de l'absorption des micronutriments s'observe de façon naturelle lorsque les besoins augmentent, notamment lors de la grossesse. La part du calcium assimilé et du fer contenu dans le bol alimentaire est habituellement de 30 à 60 %.
6. G. Fagherazzi, A. Vilier, D. S. Sartorelli, M. Lajous, B. Balkau, F. Clavel-Chapelon, « Consumption of artificially and sugar-sweetened beverages and incident type 2 diabetes », *in* « Étude épidémiologique auprès des femmes de la Mutuelle Générale de l'Éducation nationale-European Prospective Investigation into Cancer and Nutrition cohort », *Am. J. Clin. Nutr.*, 30 janvier 2013. Deux autres études récentes mettent en évidence une hyperglycémie et une augmentation de l'intolérance à l'insuline. Le glutamate peut amplifier ce phénomène.
7. Nous nous sommes longuement expliqué sur ce sujet en dénonçant les pratiques du neuromarketing dans le livre *Je maigris sain, je mange bien, op. cit.*
8. Les nouvelles techniques de publicité, appelées pudiquement de communication, vis-à-vis des enfants et adolescents sont de plus en plus élaborées. Elles se développent sur leurs téléphones mobiles, sur internet. Ainsi, on peut devenir sur Facebook l'ami de tel ou tel groupe industriel et s'adonner à de multiples jeux proposés qui familiarisent avec les marques et induisent des attitudes de sympathie ne pouvant que renforcer des pratiques de consommation. Cette stratégie non

régulée est fort payante pour les industriels, qui le savent bien et investissent de façon massive dans ces nouveaux supports.

9. « [...] L'Anses considère que de nouvelles recherches sont nécessaires, d'autant plus que l'étude d'Halldorsson (2010) fait état d'une relation effet-dose entre la consommation de boissons édulcorées et le risque d'accouchement prématuré induit. Au-delà de la nécessité de mieux documenter l'existence éventuelle d'un risque spécifique de la consommation d'édulcorants intenses pendant la grossesse, l'Anses souligne l'absence de bénéfice nutritionnel propre démontré de cette consommation chez la femme enceinte », Anses, saisine n° 2011-SA-0161 16, 4 juin 2012.
10. Voir *Je maigris sain, je mange bien, op. cit.* L'Agence sanitaire européenne (EFSA) a indiqué à propos de l'aspartame à la fin de 2013 que les doses couramment utilisées ne posaient pas de problème, mais son rapport peut difficilement être considéré comme une expertise au sens scientifique du terme ; il s'apparente davantage à des considérations générales avec certaines croyances surprenantes. Par exemple, l'EFSA valide la notion de dose journalière admissible à 40 mg/kilo, au simple motif qu'elle n'a pas de raison de la mettre en cause. Or, quand on y regarde de plus près, cette dose a été définie il y a plus de quarante ans à l'aide de critères aujourd'hui totalement obsolètes. Qui plus est, ces études ont été financées par des industriels, ce qui n'est pas un problème en soi, mais elles n'ont jamais été publiées dans des revues scientifiques, donc soumises à un comité de lecture scientifique rigoureux, ce qui en réduit singulièrement la portée.
11. Aviel Goodman, « Addiction, définition et implication », *British Journal of Addiction*, n° 85, 1990.
12. Elles peuvent aussi provoquer des stérilités, induire des troubles comportementaux, des modifications de l'immunité et favoriser différentes maladies comme le diabète, les maladies cardiovasculaires et différents cancers dits hormonodépendants. Nous avons consacré un livre entier à ces substances chimiques : *Le livre antitoxique. Alimentation, cosmétiques, maison... Le guide complet pour en finir avec les poisons*, Fayard, 2013.
13. *Ibid.*
14. Les MNT, maladies non transmissibles (diabète de type 2, affections cardiovasculaires, etc.), sont des processus dits épigénétiques où l'expression du gène est modifiée, mais non le gène lui-même,

sans mutation génétique. On parle de MNT par opposition aux maladies infectieuses.

15. David J. Linden, *Tous addicts !*, La Martinière, 2013, p. 238.
16. *Ibid.*, p. 16.
17. Alain Caillé, *Anthropologie du don*, La Découverte, 2007.
18. L'équipe du Pr Matthias Tschöp de l'Université de Cincinnati aux États-Unis a récemment proposé un mécanisme explicatif à l'activation de la ghréline : l'acylation par une enzyme spécifique, la ghréline o-acyltransférase, ou GOAT, est liée à l'ingestion d'aliments gras. Ainsi, cette enzyme GOAT est surexprimée lorsqu'est prolongé un régime riche en lipides.
19. Temple University (Philadelphie, États-Unis), voir « Changes in Children's Sleep Duration on Food Intake, Weight, and Leptin », C. N. Hart, *et al.*, *Pediatrics peds*, vol. 1274, 2013.
20. L'ensemble de ces bactéries utiles définit ce que l'on appelle la flore digestive, ou microbiote, qui comprend 100 000 milliards de bactéries, dont certaines espèces sont dites dominantes, d'autres sous-dominantes. Le profil bactérien des intestins n'est pas le même selon les peuples, Il existe aussi un profil bactérien spécifique en fonction du mode de vie et selon les individus. Cette flore qui produit des gaz assure également la synthèse d'un certain nombre d'éléments dont des vitamines (vitamine B8 et vitamine K).
21. Pr Patrice Cani, Université de Louvain.
22. Les perturbateurs endocriniens, comme le bisphénol A, peuvent agir au niveau des intestins, plus exactement de « la barrière intestinale ». L'intestin est tapissé de cellules qui servent de filtre. Or, l'exposition à certaines substances chimiques peut induire une modification de sa perméabilité. Si la barrière intestinale est altérée, ce sont différents composés, dont des bactéries indésirables, qui peuvent s'infiltrer, avec, à la clé, la survenue de diverses maladies infectieuses et inflammatoires. On parle donc de syndrome d'hyperperméabilité intestinale pouvant engendrer de multiples maladies : rhumatismes inflammatoires, psoriasis, eczéma, mais également, en ce qui concerne la nutrition, de nombreuses allergies et intolérances alimentaires modifiant les choix alimentaires et pouvant provoquer des déséquilibres nutritionnels.
23. « Effets à long terme de la nutrition et de l'environnement précoce sur la physiologie intestinale », voir J.-P. Lallès, *Cahiers de nutrition et diététique*, Elsevier Masson n° 48, 2013, p. 191-200.

24. *Ibid.* et se reporter à note 14 p. 253.
25. Les probiotiques sont des micro-organismes, bactéries ou levures, ingérés volontairement sous forme de compléments alimentaires ou ajoutés aux aliments et qui ne sont pas détruits par les différents sucs digestifs. Ils arrivent donc jusqu'au côlon, où ils sont censés avoir une action bénéfique sur la santé. Cette notion reste assez floue et de nombreux micro-organismes sont mis dans différents types de compléments sans que l'on sache toujours de façon suffisante les effets réels qu'ils peuvent avoir.
26. Les prébiotiques sont des substrats nutritifs (essentiellement de certains types de glucides) incorporés à différents compléments alimentaires ou ajoutés aux aliments. Ils ont pour vocation de nourrir certaines bactéries du côlon et de permettre leur développement.

2. Pourquoi j'ai faim

1. Anses, « Évaluation des risques liés aux pratiques alimentaires d'amaigrissement », rapport d'expertise collective, novembre 2010.
2. Nous avions déjà exprimé des réserves dans le blog du journal *Le Monde* « Mieux vaut prévenir », quand nous indiquions que les processus de fabrication génèrent – comme pour les hydrates de carbone (famille des sucres) – l'apparition d'une substance suspecte si elle est consommée en excès : l'acrylamide. Il est donc judicieux de chercher à en limiter l'exposition. Or, sa concentration n'est jamais mentionnée : un défaut de plus de la réglementation qui n'impose toujours pas une meilleure transparence !
3. S'il est brutal (étude expérimentale chez le rat gavé de sucre), l'arrêt de la consommation de sucre induit un état d'anxiété majeur et de stress qui se manifeste par une agitation, un manque de sommeil – situation proche de ce que l'on observe lors du sevrage de différentes drogues. Certains chercheurs – CNRS – développent cette notion, mais d'autres minimisent cet aspect, arguant du fait qu'il n'y a pas suffisamment d'études « convaincantes », et qu'elles portent essentiellement chez l'animal. Pourtant, dans bien des cas, elles devraient pouvoir être transposées à l'homme.

4. Sous l'action de l'insuline, le sucre est utilisé par les cellules et l'excès se transforme en glycogène, forme de réserve de glucides pour les muscles et le foie, mais également en gras ! Cette insuline, sécrétée par le pancréas, qui métabolise le sucre, finit par être sur-sécrétée en cas d'excès d'apport, et ce, jusqu'à épuisement, d'où l'apparition de diabète. Le manque d'exercice et le surpoids favorisant pour leur part l'inefficacité de l'action de l'insuline : on parle d'insulinorésistance.
5. K. C. Berridge *et al.*, « The tempted brain eats : Pleasure and desire circuits in obesity and eating disorders », *Brain Research*, 1350, 2010, p. 43-64.
6. David J. Linden, *op. cit.*
7. Peuvent aussi se développer des troubles de type « auto-immun » où des immunoglobines sont dirigées contre des neurotransmetteurs, favorisant ainsi les troubles du comprtement alimentaire.
8. A. Maliphol *et al.*, « Diet-Induced obesity reduces theresponsiveness of the peripheral taste receptor cells », *PloS One*, novembre 2013.
9. S. Ahmed, *Les dossiers de la recherche*, n° 34-37, octobre-novembre 2013.
10. Expérience chez le rat, et celle chez le singe de l'équipe du Pr Wolfram Schultz, 2007.
11. « Le circuit de la récompense », *Neurologie Pratique*, n° 86-88, octobre 2013.
12. De multiples substances interviennent, pour des régulations à court terme : la CCK (cholécystokinine), le PYY (peptide intestinal tyrosine – tyrosine 3-36), sécrété par les cellules de l'intestin grêle, et également l'insuline, stimulée, elle, par la concentration en sucre ; et pour des régulations à long terme : la leptine, la ghréline et également l'insuline.
13. La ghréline, qui est orexigène, est sécrétée essentiellement par l'estomac.
14. Par un cheminement complexe faisant notamment intervenir le neuropeptide Y (NPY).
15. Dans des cas heureusement rares, il existe des personnes obèses qui ont absolument tout le temps faim, cela étant lié à un dérèglement encore mal identifié d'une ou de plusieurs composantes cérébrales. On s'est aperçu que la molécule topiramate calmait efficacement ces pulsions. Mais, actuellement, si cette molécule existe sous

forme de médicament, elle n'a d'indication que dans certaines formes d'épilepsie.

3. Que dois-je faire pour maigrir ?

1. Et plus particulièrement de la zone corticale orbitofrontale dorsolatérale, selon la biologiste Rachel Batterham et ses collègues de l'Université de Londres.
2. La mélatomine en est le marqueur.
3. « Le tabac est le principal facteur de risque de cancers évitable. Il est responsable de 73 000 décès par an en France, dont 60 % par cancers (44 000). Le tabac provoque près de 90 % des cancers du poumon, plus de la moitié des cancers des voies aérodigestives supérieures selon la localisation (bouche, larynx, pharynx, œsophage), 40 % des cancers de la vessie et 30 % des cancers du pancréas. Il est aussi impliqué dans les cancers des voies urinaires et du rein, du col de l'utérus, de l'estomac, de certaines leucémies, des ovaires, du colon et du rectum. Il pourrait être en cause dans l'apparition de cancers du sein », Inca (Institut national du cancer). Le tabagisme est également en cause dans l'apparition d'une multitude de maladies pulmonaires (bronchite chronique) ou cardiaques (risque majoré d'infarctus).
4. Se reporter au *Livre antitoxique, op. cit.*
5. Comme le souligne le chercheur Nicolas Guéguen dans un article récent, à partir d'études réalisées par le psychologue Stefen Schoenthaler de l'Université Turlock (Californie, États-Unis), *Cerveau & psycho*, n° 61, janvier-février 2014, p. 50-53.
6. Vous pouvez vous reporter aux aspects développés dans l'ouvrage *Je maigris sain, je mange bien, op. cit.*
7. Jared Diamond, *Le Monde jusqu'à hier. Ce que nous apprennent les sociétés traditionnelles*, Gallimard, 2013.
8. Il existe différentes formes d'utilisation des plantes comme l'aubépine et la mélisse : sous forme de tisane et également en gélules que l'on peut trouver facilement en pharmacie. La posologie moyenne est de 250 mg d'extraits secs par gélule, à prendre dans la journée en cas de fringale, mais aussi le soir.
9. Il faut également faire attention aux compléments alimentaires ou autres produits pouvant entraîner un apport important en certains

acides aminés. Le devenir d'un acide aminé dans l'organisme dépend de son environnement. Il est très utile en combinaison avec d'autres éléments, alors que, pris isolément en forte concentration, il peut se révéler toxique. Des accidents métaboliques mortels ont été rapportés avec la prise de compléments, notamment à base de méthionine présente en trop forte concentration dans certains produits, et des alertes ont été émises concernant l'aspartame, dont un des métabolites est la phénylalanine.

10. Le métabolisme du tryptophane est complexe, son assimilation intestinale entrant en compétition avec d'autres acides aminés. Elle est facilitée par la présence d'un peu de sucre.
11. Le fructose des fruits donne un goût sucré prononcé, mais sa concentration est modérée à faible et n'a rien à voir avec le sirop de fructose présent dans les boissons industrielles (une canette de soda peut contenir jusqu'à l'équivalent de sept morceaux de sucre !). Attention également à tous les jus industriels, qui sont généralement fort concentrés en sucre ; lorsque l'étiquette indique par exemple 10 g de glucides pour 100 ml, un verre moyen faisant 200 ml, on aura donc de l'équivalent de 4 morceaux de sucre, ce qui n'a rien à voir avec la concentration en sucre d'un simple jus de fruits frais pressé maison avec un peu d'eau.
12. A. J. Hill, « The Psychology of Food Craving », *Proc. Nutr. Soc.*, 66, mai 2007.
13. Les besoins physiologiques sont variables d'une personne à l'autre en fonction du degré d'activité physique, de la corpulence et de l'âge.
14. Se reporter à la note 6 p. 252.
15. Se reporter à la note 9 p. 253.
16. Julia Ross, *Libérez-vous des fringales*, Thierry Souccar éditions, 2011.
17. La forme d'utilisation la plus judicieuse de la vigne rouge et de l'hamamélis en cas de bouffées de chaleur est la prise de gélules de plantes : faire préparer par son pharmacien des extraits secs de plantes à raison de 200 mg de vigne rouge et 100 g d'hamamélis. Prendre une à deux gélules le soir en fonction de l'intensité des troubles.
18. Pour « ruser » avec son cerveau, voir notre ouvrage *Mes ordonnances alimentaires*, Les Liens qui libèrent, 2010.

19. Voir le rapport de la Cnamts sur la chirurgie bariatrique en France : S. Halimi, Doi : MMM-09-2013-7-4-1957-2557-101019-201209497.
20. Prescrites par l'HAS. Or, il est rarissime que tous les critères soient réunis pour chaque intervention : un IMC à 35 ou 40 associé à au moins une comorbidité susceptible d'être améliorée après la chirurgie ; une absence de perte de poids suffisante ou l'absence de maintien de la perte de poids ; et la prise en charge diététique et/ou psychothérapeutique sur 6 à 12 mois. Par ailleurs, la très grande majorité des personnes qui ont été opérées n'ont pas de suivi médical nutritionnel adapté sur le long terme après l'opération. La demande d'une nouvelle intervention est ensuite forte lors de la reprise de poids, et elle devrait être récusée dans la majorité des cas.
21. Selon l'HAS, entre autres, pour l'anneau gastrique : vomissements, troubles de l'œsophage, lésions de l'estomac ; pour la gastrectomie : reflux gastro-œsophagiens, dilatation de l'estomac, carences nutritionnelles, hémorragies post-opératoires ; pour le by-pass gastrique : carences nutritionnelles ; pour la dérivation biliopancréatique : carences nutritionnelles, malabsorption de médicaments, ulcères et occlusion de l'intestin.

4. Que dois-je manger chaque jour pour être en pleine santé ?

1. Claude Aubert, *L'Art de cuisiner sain,* Éditions Terre vivante, 2011.
2. Vassilis Saroglou, professeur de psychologie à l'université de Louvain, *Le Figaro*, 21 mai 2007.
3. Elle ne l'est que dans des situations très particulières, notamment chez certaines personnes épileptiques résistantes aux traitements. Voir également Karine Affaton, Soline Roy, Christine Sazy-Hercent, *Petits plaisir cétogènes*, John Libbey Eurotext, 2011.

5. Ne mettez pas d'assassins à votre table

1. Ce ne sont pas nécessairement les petites molécules – le fructose des fruits par exemple – qui ont l'index le plus élevé, puisque le pain blanc, avec l'amidon raffiné – longue molécule –, l'élève plus fortement.
2. Dans leur définition biochimique, il s'agit de composés formés de carbone, d'hydrogène et d'oxygène insolubles dans l'eau. Dans l'organisme, ces lipides insolubles, comme le cholestérol, sont liés à des transporteurs (appelées lipoprotéines) grâce auxquels ils circulent dans le sang.
3. À l'opposé, les vitamines hydrosolubles, représentées par la vitamine C et celles du groupe B ne se fixent pas dans l'organisme : elles sont éliminées et doivent donc être apportées quotidiennement.
4. Définis par la formule chimique NH_2-RCH-COOH.
5. Pour le sportif, le renouvellement et la réparation de la masse musculaire exigent entre 1,3 g et 1,4 g par jour dans les sports d'endurance, et de 1,7 à 1,8 g par jour dans les sports de force. Chez le jeune enfant, la croissance nécessite des besoins protéiques élevés de 2,5 g/kg par jour en début de vie, puis de 1,15 g/kg par jour. Chez les personnes âgées, 1 g/kg par jour du fait d'une moins bonne assimilation intestinale.

Faire la paix avec son corps

1. Roland Barthes, *Système de la mode*, Seuil, 1973.

Composé par Nord Compo Multimédia
7, rue de Fives, Villeneuve-d'Ascq

Impression réalisée par
CPI BRODARD ET TAUPIN
La Flèche
pour le compte des Éditions Fayard
en mars 2014

PAPIER À BASE DE FIBRES CERTIFIÉES

Fayard s'engage pour l'environnement en réduisant l'empreinte carbone de ses livres. Celle de cet exemplaire est de :
0,600 kg éq. CO_2
Rendez-vous sur www.fayard-durable.fr

Imprimé en France
Dépôt légal : mars 2014 - N° d'impression : 3004333
62-57-4443-3/01